Jessica Solorzano

AF713808

ELECTROCARDIOGRAFÍA BÁSICA RAZONADA:
APRENDER COMPRENDIENDO

DIRECTORES:

José Miguel Gómez Verdú

Jesús Lozano Herrero

Antonio Jesús Sánchez Guirao

Salvador Valero Cifuentes

Miguel Martín Cascón

Juan José Santos Mateo

ELECTROCARDÍOGRAFÍA BÁSICA RAZONADA: APRENDER COMPRENDIENDO

Primera edición: julio de 2017

Imagen de portada: www.pixbay.com

Maquetación: José Miguel Gómez Verdú y José Luis Bauset Navarro

Copyright © 2017 José Miguel Gómez Verdú

Copyright © 2017 Jesús Lozano Herrero

ISBN: 1548605409

ISBN-13: 978-1548605407

RELACIÓN DE AUTORES

DIRECTORES

José Miguel Gómez Verdú
Especialista en Medicina Interna. Hospital Virgen del Castillo (Yecla)

Jesús Lozano Herrero
Especialista en Medicina Interna. Hospital General Universitario Morales Meseguer (Murcia)

Antonio Jesús Sánchez Guirao
Especialista en Medicina Interna. Hospital Virgen del Castillo (Yecla)

Salvador Valero Cifuentes
Especialista en Medicina Interna. Hospital Virgen del Castillo (Yecla)

Miguel Martín Cascón
Especialista en Medicina Interna. Hospital Universitario de Cruces (Barakaldo)

Juan José Santos Mateo
Especialista en Cardiología. Hospital Virgen del Castillo (Yecla)

AUTORES COLABORADORES

Alicia Verdú Berenguer
Especialista en Medicina Interna. Hospital Virgen del Castillo (Yecla)

Cristina Galvañ Moro
Especialista en Medicina Interna. Hospital Virgen del Castillo (Yecla)

Raúl Serrano Barroso
Especialista en Medicina Interna. Hospital Virgen del Castillo (Yecla)

Raúl Ballester Sajardo
Especialista en Endocrinología y Nutrición. Hospital Virgen del Castillo (Yecla). Servicio de Urgencias. Hospital Clínico Universitario Virgen de la Arrixaca (Murcia)

Eva Pilar García Villalba
Especialista en Medicina Interna. Hospital Comarcal del Noroeste (Caravaca de la Cruz)

Francisco de Asís Sarabia Marco
Especialista en Medicina Interna. Hospital Clínico Universitario Virgen de la Arrixaca (Murcia)

Victoria Callejo Hurtado
Médico interno residente de Medicina Interna. Hospital General Universitario Reina Sofía (Murcia)

Ángela Santo Manresa
Médico interno residente de Medicina Interna. Hospital General Universitario Reina Sofía (Murcia)

Mónica Martínez Martínez
Médico interno residente de Medicina Interna. Hospital General Universitario Reina Sofía (Murcia)

Francisco Javier Hernández Felices
Médico interno residente de Medicina Interna. Hospital General Universitario Reina Sofía (Murcia)

Ana Martín Cascón
Médico interno residente de Medicina Interna. Hospital General Universitario Reina Sofía (Murcia)

Vicente David de la Rosa Valero
Médico interno residente de Medicina Interna. Hospital General Universitario Reina Sofía (Murcia)

PRÓLOGO

El electrocardiograma es una técnica de uso muy común en múltiples áreas de la Medicina, pues supone un medio complementario de gran importancia para el diagnóstico y seguimiento de diversas enfermedades del corazón. La inmensa mayoría de médicos, en nuestro día a día, debemos interpretar varias de estas pruebas y, sobre la base de ellas, ofrecer respuesta a nuestros pacientes. Sin embargo, a pesar de su cotidianeidad, la gran variabilidad de sus expresiones nos obliga a refrescar periódicamente nuestros conocimientos, de manera que seamos capaces desentrañar la información –en ocasiones, enormemente compleja– que sus diversas ondas y segmentos nos ofrecen.

En este sentido, para su correcto análisis, resulta fundamental poseer unos conocimientos sólidos de los aspectos más básicos del mismo. Y para ello, más que memorizar un listado de datos técnicos sobre las características que debe reunir el trazado electrocardiográfico, es mucho más útil conocer los porqués de sus distintas variaciones.

Con este manual pretendemos desentrañar sus misterios de forma razonada, con objeto de que el electrocardiograma sea siempre un aliado y no un reto a superar. Para facilitar un aprendizaje sencillo, iremos repitiendo conceptos a lo largo de sus capítulos, de forma que aumentemos gradualmente el conocimiento sobre los mismos. Así, detalles que no se ofrecen de inicio, para evitar la sobrecarga de información, aparecerán de manera progresiva siguiendo una estructura en espiral, en la que constantemente volvamos sobre nuestros pasos, pero con una zancada cada vez más firme.

Como aclaración final, puntualizamos que se trata de un manual de electrocardiografía básica, cuyo objetivo es hacer comprender cómo es un ECG normal y algunas de sus alteraciones más frecuentes. Por tanto, no ahondaremos en patologías como las enfermedades del pericardio o la cardiopatía isquémica, que requerirían una obra mucho más extensa.

Los autores

LISTADO DE ABREVIATURAS

ÂQRS	Eje del complejo QRS
AD	Aurícula derecha
AI	Aurícula izquierda
AV	Auriculoventricular
ECG	Electrocardiograma
FC	Frecuencia cardíaca
Lpm	Latidos por minuto
QTc	Intervalo QT corregido
VD	Ventrículo derecho
VI	Ventrículo izquierdo

ÍNDICE

CAPÍTULO 1.- DEFINICIÓN Y FUNDAMENTOS ELECTROFISIOLÓGICOS

Eva Pilar García Villalba
Francisco de Asís Sarabia Marco

El **electrocardiograma (ECG)** es en un registro gráfico, realizado desde la superficie corporal, de la actividad eléctrica producida por el corazón.

Si aislamos una **célula cardíaca** o cardiomiocito y colocamos electrodos a ambos lados de su membrana, es decir, uno interno y otro externo, veremos que dicha célula se encuentra **polarizada.** Esto quiere decir que, en situación de reposo, mantiene cargas eléctricas diferentes en cada uno de los dos compartimentos, de tal forma, que en el interior predomina una carga negativa; mientras que en el exterior la carga es positiva. La diferencia registrada entre ambas cargas es lo que se conoce como **potencial de reposo transmembrana.**

Cuando el cardiomiocito recibe un estímulo activador, los canales iónicos de su membrana se abren y tiene lugar una corriente de intercambio de los mismos, de manera que las cargas se invierten, quedando, ahora, el exterior negativo y el interior positivo. Dicho proceso se conoce como **despolarización** y es el que da lugar a la contracción de la célula muscular cardíaca. A continuación, en condiciones normales, tendrá lugar el fenómeno contrario o **repolarización,** con el que el cardiomiocito vuelve a su situación de reposo.

Los métodos electrofisiológicos básicos nos permiten medir de forma detallada todo el complejo de corrientes iónicas que tiene lugar durante la despolarización y repolarización celulares, que de manera conjunta se denomina como **potencial de acción transmembrana;** sin embargo, esto carece de utilidad práctica en la clínica diaria, pues con el ECG sólo captamos la diferencia de potencial que existe en los alrededores del total de células del corazón, y no la existente entre el interior y exterior de una sola.

De todas formas, el modelo del miocito aislado, nos sigue siendo útil para explicar un concepto, el de **dipolo eléctrico,** cuyo conocimiento nos ayudará a comprender, más adelante, parte del trazado del ECG. Un dipolo no es otra cosa que el cúmulo de cargas eléctricas de signo contrario (positivas y negativas), distribuidas en los extremos opuestos de la superficie celular *(¡Ojo!, destacamos que ahora pasamos a fijarnos todo el rato en la superficie celular. Hasta ahora comparábamos entre el interior y exterior)*. Como ya sabemos, al estimular un cardiomiocito, tiene lugar la despolarización, es decir, por uno de sus extremos, comienza la inversión de cargas, de tal manera que, en la superficie del extremo estimulado aparecen cargas negativas, las cuales se van extendiendo hacia el otro extremo según avanza la despolarización.

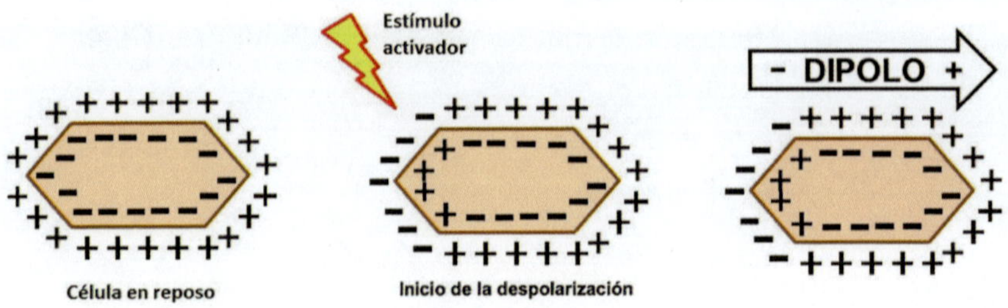

Figura 1.- Despolarización y dipolo eléctrico.

Por tanto, siempre que nos encontremos cargas positivas y negativas en extremos opuestos de la superficie celular, tendremos un dipolo. Éste genera una fuerza eléctrica que se representa mediante un vector, en cuya *cola* están las cargas negativas y en su *punta* las positivas (- → +). A efectos prácticos, el corazón se comportará como un gran dipolo resultante del conjunto de todas sus células, que nosotros podremos captar desde la superficie corporal.

Llegados a este punto, recordamos que, al comienzo del capítulo, definíamos el ECG como un registro gráfico. Pues bien, las líneas del ECG se dibujan en función de dónde se coloquen los electrodos y hacia dónde se dirijan los vectores de despolarización y repolarización que captan esos electrodos.

Por convención, cuando un electrodo detector mira a la *cola* del vector o dipolo, registra la diferencia entre unas cargas negativas, más cercanas, y otras positivas, más lejanas; por tanto, las primeras se perciben con mayor intensidad y se trazará una **onda negativa.** Del mismo modo, cuando el electrodo mira a la *punta* del vector trazará una **onda positiva.** Por último, si el electrodo se coloca de forma perpendicular al vector, describirá una onda isodifásica, es decir, con una parte negativa y otra positiva, ambas de igual magnitud.

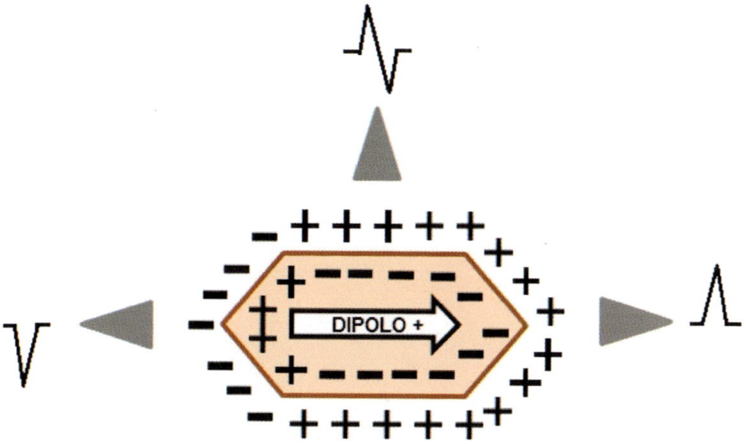

Figura 2.- Vector y ondas. *Los triángulos grises representan los electrodos detectores.*

En el momento en el que se alcanza la despolarización total (todas las cargas externas son negativas), *desaparece* el vector y el ECG muestra una **línea isoeléctrica,** es decir, recta. Lo mismo ocurre cuando el corazón se repolariza y vuelve a la situación de reposo (todas las cargas externas son positivas).

CAPÍTULO 2.- ORIGEN Y CONDUCCIÓN DEL IMPULSO ELÉCTRICO CARDÍACO

Ángela Santo Manresa
Salvador Valero Cifuentes

En un corazón sano, el impulso eléctrico nace en el **nodo sinusal,** también conocido como **seno** o **nodo de Keith-Flack,** que actúa como *marcapasos* fisiológico del corazón.

A partir de ahí, comienza la despolarización de las aurículas, a modo de onda, generándose una fuerza de activación que va de derecha a izquierda. Se crean dos vectores (el de la aurícula derecha y el de la izquierda) que tienen distinta dirección y de cuya suma, resulta un único vector (de mayor magnitud) orientado hacia la izquierda. Este vector no es muy potente, ya que el miocardio auricular es más fino.

Aurículas y ventrículos están separados por un anillo de consistencia fibrosa, que impide la propagación de la corriente eléctrica entre dichas estructuras. Por ello, salvo que existan haces musculares que salten a modo de puente dicho anillo (*vías accesorias*), la conducción del impulso eléctrico sólo tiene lugar a través del **nodo auriculoventricular (nodo AV), nodo** o **nodo de Aschoff-Tawara.** Este complejo de células, en caso de que falle el nodo sinusal o se bloquee la conducción entre ambos nodos, actuará como *marcapasos* secundario del corazón. En condiciones normales, el nodo AV produce un retraso fisiológico en la conducción eléctrica, que permite armonizar la contracción y relajación de aurículas y ventrículos.

El sistema de conducción continúa con el **haz de His-Purkinje,** que transcurre a través del tabique interventricular, y se divide en **sus ramas derecha e izquierda,** dando lugar, ésta última, a una nueva bifurcación en **anterior** y **posterior.** Las distintas ramificaciones se dirigen hasta los músculos papilares, desde donde se propaga el impulso, nuevamente a modo de onda, al resto del miocardio.

En el *capítulo 5*, veremos con detalle las distintas fases de despolarización y repolarización de los ventrículos y su traducción en las distintas ondas, segmentos e intervalos electrocardiográficos.

CAPÍTULO 3.- REPRESENTACIÓN Y DERIVACIONES

Vicente David de la Rosa Valero
Raúl Serrano Barroso

REPRESENTACIÓN

El trazado del ECG se realiza sobre papel milimetrado, representando en el eje de abscisas el tiempo y en el de ordenadas el potencial. Cada milímetro equivale a 0,04 segundos o 0,1 milivoltios, según el eje que se trate. Además, para facilitar su lectura, cada 5 mm la línea es más gruesa y delimita cuadros más grandes, de forma que cada 5 cuadros grandes (25 mm), supone 1 segundo de tiempo.

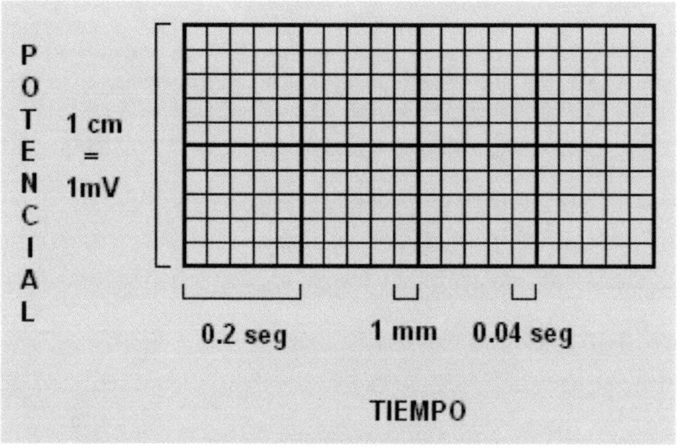

Figura 3.- Papel milimetrado y unidades de medida.

La velocidad normal de desplazamiento del ECG es 25 mm/segundo y, normalmente, se refleja en la parte baja del papel; sin embargo, ésta puede modificarse en el aparato y si no nos percatamos, podemos interpretar como bradicardia una frecuencia normal, cuya velocidad de desplazamiento se haya programado a 50 mm/segundo. En otras ocasiones, saber esto, nos permite ampliar el espacio entre complejos eléctricos e interpretar mejor una taquicardia en la que, representada a 25 mm/segundo, aparezcan muy juntos los complejos QRS.

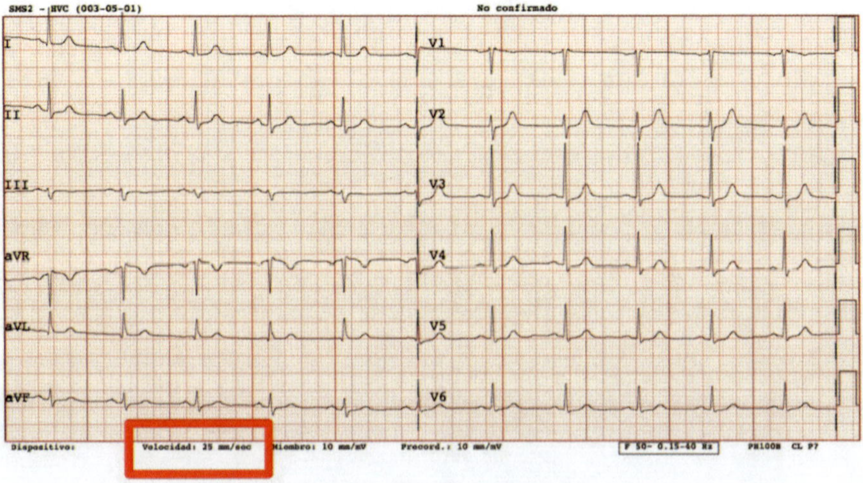

Figura 4.- Velocidad normal a 25 mm/segundo.

DERIVACIONES

Se denomina como derivaciones a las distintas combinaciones que realizamos en la colocación de los electrodos para registrar la actividad eléctrica del corazón.

DERIVACIONES EN EL PLANO FRONTAL

Los electrodos situados en las 4 extremidades recogen los potenciales percibidos en dichos puntos y exploran la actividad cardíaca en el plano frontal. Se colocan en muñecas y tobillos, según un código internacional de colores.

Para recordarlo, resulta útil la regla mnemotécnica *RANa Verde*, cuyas mayúsculas coinciden con la inicial del color de las distintas extremidades, si nos desplazamos de derecha a izquierda y de arriba abajo.

Electrodo	Extremidad	Color
R (*Right*)	Muñeca derecha	Rojo
L (*Left*)	Muñeca izquierda	Amarillo
N (*Neutro*)	Tobillo derecho	Negro
F (*Foot*)	Tobillo izquierdo	Verde

Derivaciones monopolares de las extremidades

Cuando el aparato registra únicamente los potenciales absolutos captados en las extremidades, genera las llamadas derivaciones monopolares, que definieron Wilson y Golberger:

- **aVR:** potencial del brazo derecho.
- **aVL:** potencial del brazo izquierdo.
- **aVF:** potencial de la pierna izquierda.

Derivaciones bipolares de las extremidades

Cuando medimos la diferencia de potencial entre dos de los electrodos colocados en las extremidades, se generan las derivaciones bipolares:

- **Derivación I (DI):** diferencia de potencial entre el brazo derecho y el brazo izquierdo. El vector resultante va de derecha a izquierda.
- **Derivación II (DII):** diferencia de potencial entre el brazo derecho y la pierna izquierda. El vector resultante va de derecha a izquierda y de arriba abajo.
- **Derivación III (DIII):** diferencia de potencial entre el brazo izquierdo y la pierna izquierda. El vector resultante va de arriba abajo y discretamente a la derecha, pues el brazo se sitúa lateral a

la pierna.

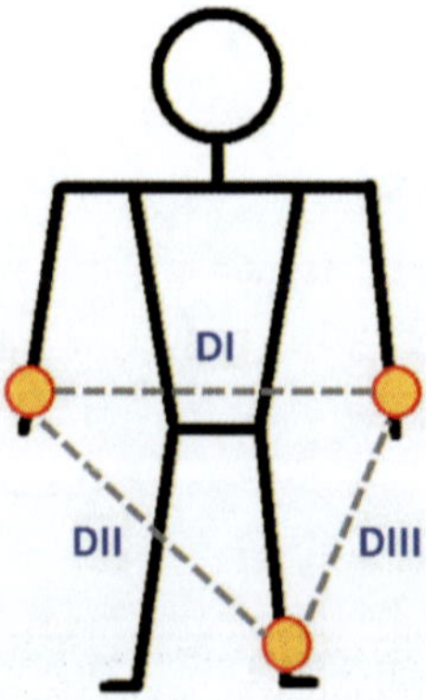

Figura 5.- Derivaciones bipolares.

Estas tres derivaciones forman en el plano frontal un triángulo, llamado **triángulo de Einthoven,** en cuyo centro se encuentra el corazón. El mismo autor, puso de manifiesto que en un ECG correctamente realizado, el voltaje de DI sumado al de DIII es igual al voltaje de DII. Este precepto es lo que conocemos como **ley de Einthoven (DII = DI + DIII)** y nos ayuda a saber si los electrodos de las extremidades están bien colocados.

Si desplazamos las derivaciones bipolares (DI, DII y DIII), que forman las aristas del triángulo de Einthoven, hacia el centro (el corazón), el plano frontal quedará dividido en 6 porciones de 60° cada una, denominadas sextantes de Bailey. Además, si añadimos las derivaciones monopolares (aVR, aVL y aVF) a este conjunto, obtenemos el llamado **sistema hexaxial de Bailey,** dividido en porciones de 30°, de forma que DI se sitúa a 0°, DII a +60°, DIII a +120°, aVR a -150°, aVL a -30° y aVF a +90°. Como veremos más adelante, nos resultará fundamental para el cálculo del eje cardíaco (*capítulo 6*).

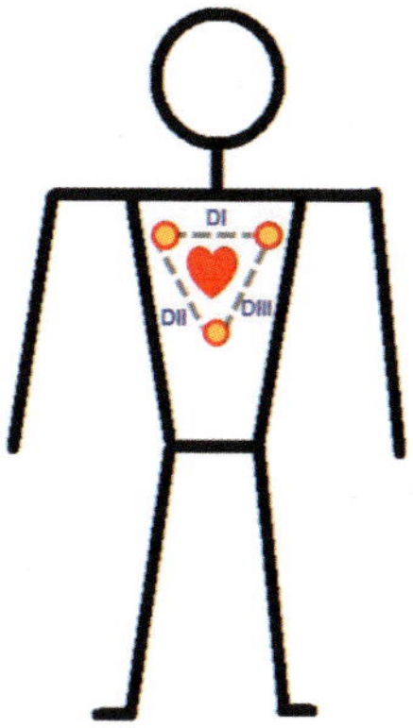

Figura 6.- Triángulo de Einthoven.

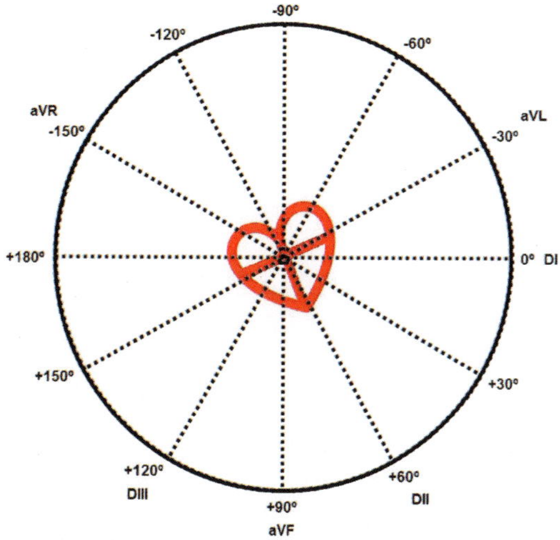

Figura 7.- Sistema hexaxial de Bailey.

DERIVACIONES EN EL PLANO HORIZONTAL

Miden el potencial absoluto en cada uno de los seis puntos explorados. Son:

- **V1:** en el 4° espacio intercostal a la derecha del esternón.
- **V2:** en el 4° espacio intercostal a la izquierda del esternón.
- **V3:** entre V2 y V4.
- **V4:** en el 5° espacio intercostal izquierdo, en la línea mamilar o medioclavicular, bajo el pezón izquierdo.
- **V5:** en el 5° espacio intercostal izquierdo, en la línea axilar anterior.
- **V6:** en el 5° espacio intercostal izquierdo, en la línea axilar media.

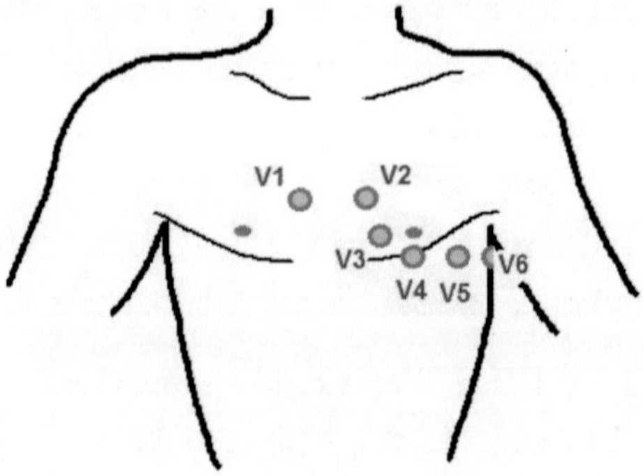

Figura 8.- Derivaciones precordiales.

En determinadas situaciones, nos resultará preciso valorar la actividad eléctrica de la cara posterior del ventrículo izquierdo (VI) o el ventrículo derecho (VD); en esos casos, emplearemos las denominadas derivaciones posteriores o derechas, respectivamente.

Derivaciones precordiales posteriores

- **V7:** en el 5° espacio intercostal izquierdo, en la línea axilar posterior.
- **V8:** en el 5° espacio intercostal izquierdo, en la línea escapular media.
- **V9:** en el 5° espacio intercostal izquierdo, en la línea paravertebral izquierda.

Derivaciones precordiales derechas

- **V1:** en el 4° espacio intercostal a la izquierda del esternón (*¡Atención a la diferencia con la V1 anterior, son especulares!*)
- **V2:** en el 4° espacio intercostal a la derecha del esternón (*¡Lo mismo decimos!*).
- **V3R:** entre V2 y V4R.
- **V4R:** en el 5° espacio intercostal derecho, en la línea mamilar o medioclavicular, bajo el pezón.
- **V5R:** en el 5° espacio intercostal derecho, en la línea axilar anterior.
- **V6R:** en el 5° espacio intercostal derecho, en la línea axilar media.

CAPÍTULO 4.- ONDAS, INTERVALOS Y SEGMENTOS

Victoria Callejo Hurtado
Jesús Lozano Herrero

En el capítulo actual, nos centraremos en la denominación de las distintas ondas, intervalos y segmentos del ECG, así como en mencionar sus principales características normales, dejando para el *capítulo 5* y sucesivos una explicación razonada y más detallada de los mismos.

NOMENCLATURA DE LAS ONDAS

ONDA P

Es el reflejo de la despolarización y, por ende, contracción auricular. Su duración debe oscilar entre **0,08 y 0,1 segundos (2-5 mm)** y su voltaje es normal hasta **0,25 mV (2,5 mm).**

COMPLEJO QRS

Es la traducción electrocardiográfica de la despolarización ventricular como consecuencia de la conducción del impulso eléctrico a través del haz de His-Purkinje y el miocardio ventricular. Su duración oscila entre **0,08 y 0,12 segundos (2-3 mm),** y su morfología puede variar, como veremos más adelante, según la derivación que valoremos. En consonancia con esto, existe una convención, internacionalmente aceptada, que establece la manera en que deben nombrarse las distintas ondas del QRS.

La primera onda negativa se denomina con la letra Q y, en ocasiones, cuando aparece aislada, sin otras que la acompañen, también puede denominarte QS. Por su parte, a la primera onda positiva se la asigna la letra R, mientras que si hay una onda negativa, tras una onda R, se le adjudica la letra S.

En caso de que en el ECG aparezcan sucesivas ondas positivas o negativas, cuando ya existe una R o un S previa, se les nombrará, respectivamente como R' o S'.

Finalmente, aquellas ondas cuyo voltaje supere considerablemente al de las demás o cuyo tamaño resulte superior a 5 mm en el eje vertical, se signarán con mayúsculas y, en caso contrario, con minúsculas.

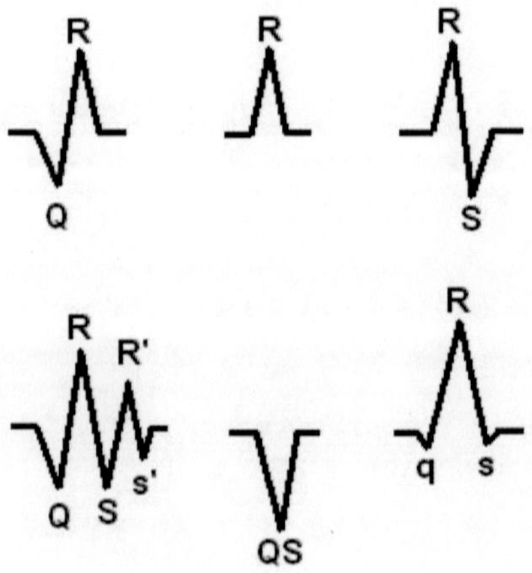

Figura 9.- Nomenclatura de las ondas.

ONDA T

Supone la expresión de la repolarización ventricular. Tiene una morfología asimétrica, con una pendiente ascendente más horizontalizada (*más lenta*) y otra descendente más vertical (*más rápida*). *Para distinguir las ondas T normales de las llamadas T picudas y simétricas, que pueden ser expresión de algunas patologías, imaginad que se trata de un montículo de arena, sobre el que os situáis, y os piden que os tiréis rodando por una de sus pendientes. Si queréis caer más lentamente para no dañaros, siempre os dejaréis caer por la primera pendiente. En caso de que las dos sean igual de pronunciadas, puede que os encontréis ante dichas T picudas y simétricas.*

Su voltaje es normal hasta **0,6 mV (6 mm)** en el plano frontal y **hasta 1 mV (10 mm)** en el horizontal. Su duración se debe valorar en conjunto con el intervalo QT, como veremos más adelante.

ONDA U

No siempre aparece en el ECG y cuando está presente evidencia la repolarización de los músculos papilares. La onda U normal es una pequeña onda positiva, menor que la T; pero cuando iguala o supera a ésta, suele relacionarse con alteraciones iónicas (*hipopotasemia*) o el consumo de ciertos fármacos (*antidepresivos tricíclicos, amiodarona*). Mucho más raro resulta la presencia de ondas U negativas, que podrían traducir la existencia de hipertensión grave o isquemia miocárdica aguda.

ONDA J DE OSBORN

En realidad, se trata de una onda patológica, que nunca debe aparecer en el ECG normal. El autor que le da nombre, la describió en el contexto de la hipotermia y se muestra como una onda positiva que aparece al final del complejo QRS. En ocasiones pasa desapercibida, pero en otras puede confundirse con un bloqueo de rama derecha, con la salvedad de que la onda J también aparece en las derivaciones del plano frontal, a diferencia de la morfología típica rSR' del bloqueo, que únicamente se aprecia en las precordiales.

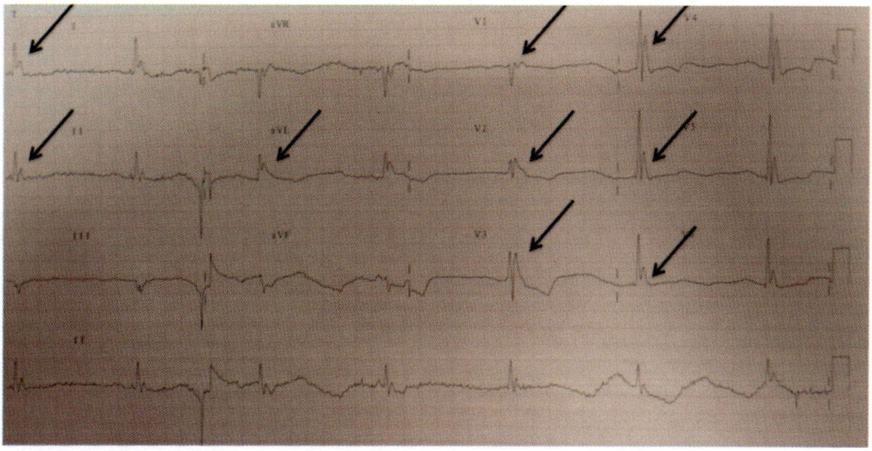

Figura 10.- Onda J de Osborn gigante en un caso de hipotermia. *Tomado de Piñero-Zapata, M; Gómez-Verdú, JM; Cinesi-Gómez, C; Legaz-Moreno, ME. Onda J de Osborn gigante en hipotermia accidental. Enferm Cardiol. 2012; Año XIX (57): 68-69.*

INTERVALOS Y SEGMENTOS

Al representar las ondas en papel, entre las mismas, se observa una serie de intervalos y segmentos de diferente duración y significado.

INTERVALO PP

Representa la distancia entre dos ondas P consecutivas y ha ser constante, salvo en algunas condiciones fisiológicas (*arritmias respiratorias*). Su duración se modifica con la variación de la frecuencia cardíaca. A mayor frecuencia, su duración es menor, y a menor frecuencia, su duración será mayor.

INTERVALO RR

Es la distancia entre dos ondas R sucesivas. En un ECG normal, la diferencia entre el intervalo RR más corto y el más largo no debe sobrepasar los **0,16 segundos (4 mm).** Este intervalo puede variar según las oscilaciones de la frecuencia cardíaca, en el mismo sentido que lo hacía el anterior.

INTERVALO PR

Comienza con el inicio de la onda P y finaliza en el inicio de la primera onda del QRS (R o Q). Es la expresión del retraso fisiológico que tiene lugar cuando el impulso eléctrico alcanza el nodo AV y su duración normal oscila entre **0,12 y 0,20 segundos (3-5 mm).** Si su longitud horizontal rebasa, por encima o por debajo, esos límites, puede que nos encontremos ante casos de bloqueos AV o conducciones aceleradas, respectivamente.

No obstante, debemos tener en cuenta de que su valor puede verse modificado tanto por la edad, como por la frecuencia cardíaca, de tal manera que:

- A menor edad o mayor frecuencia, disminuye.
- A mayor edad o menor frecuencia, aumenta.

DEFLEXIÓN INTRINSECOIDE

El tiempo de deflexión intrinsecoide es el tiempo transcurrido entre el inicio del QRS y el pico de la onda R. En condiciones normales, no debe superar los 0,04 segundos (1 mm) y, si esto ocurriese, puede ser indicativo de alteraciones en la conducción eléctrica intraventricular.

PUNTO J

Es el punto de unión entre el final del QRS y el comienzo del segmento ST. Su localización, en el eje horizontal, debe coincidir con la línea isoeléctrica de base y su ascenso o descenso puede alertarnos sobre la presencia de ciertas patologías.

SEGMENTO ST

Es la línea, generalmente isoeléctrica, que arranca desde el final del QRS (en el punto J) y concluye con el origen de la onda T. Representa el periodo de inactividad que separa la despolarización ventricular de su repolarización. Al igual que el punto J, su infra o supradesnivelación puede marcar la aparición de diversas condiciones patológicas.

INTERVALO QT

Transcurre desde el inicio del complejo QRS hasta el final de la onda T y transcribe, sobre el papel milimetrado, el conjunto de despolarización y repolarización ventricular. Como ya hemos visto que sucede con otros segmentos, varía con las oscilaciones de frecuencia cardíaca. Dada su importancia como reflejo de ciertas arritmias potencialmente graves, para corregir la influencia de la frecuencia, en su cálculo debemos emplear la fórmula del QT corregido (QTc). Su valor normal no debe superar **0,44 segundos (11 mm).**

$$QTc = QT / \sqrt{RR}$$

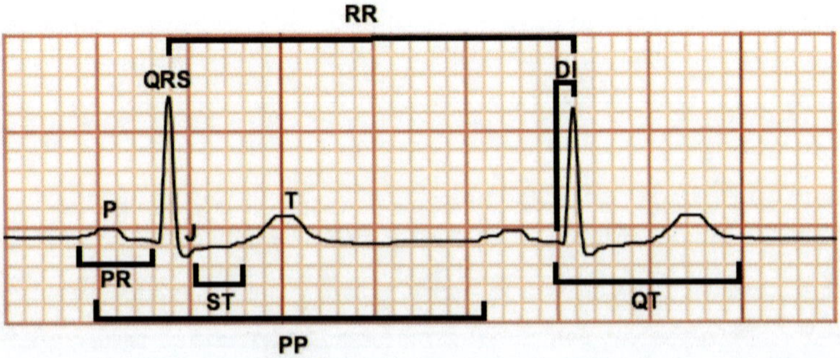

Figura 11.- Ondas y segmentos.

ARTEFACTOS

En la vida real, las condiciones en las que realizamos un ECG, muchas veces, no son ideales, pues los pacientes se mueven, hablan, están sudorosos, presentan anomalías en su anatomía o el aparato empleado puede estar deteriorado. Esto hace que el trazado electrocardiográfico resulte alterado sin que, en realidad, exista trastorno alguno en el ritmo cardíaco. Tener estas circunstancias en cuenta, y saber detectarlas, puede ahorrarnos interpretaciones erróneas y algún que otro mal trago.

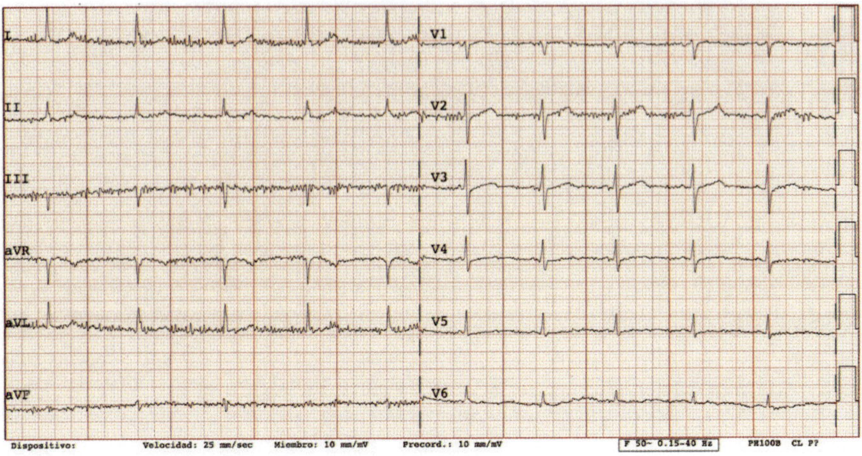

Figura 12.- Artefacto de la línea de base.

CAPÍTULO 5.- EL ELECTROCARDIOGRAMA NORMAL

Mónica Martínez Martínez
José Miguel Gómez Verdú

Éste es el capítulo central del presente manual y comprenderlo nos aportará la base para interpretar correctamente la mayoría de electrocardiogramas. En él explicamos, de forma escalonada, la morfología normal del ECG y sus porqués.

LA DESPOLARIZACIÓN AURICULAR Y LA ONDA P

Como ya sabemos, desde el nodo sinusal comienza la despolarización de las aurículas y ésta se propaga por las mismas a modo de onda, generándose una fuerza de activación que va de derecha a izquierda. Se generan dos vectores (AD y AI) con distinta dirección y de cuya suma, resulta un único vector orientado hacia abajo y hacia la izquierda, en el plano frontal, o de delante atrás y hacia la izquierda en el horizontal.

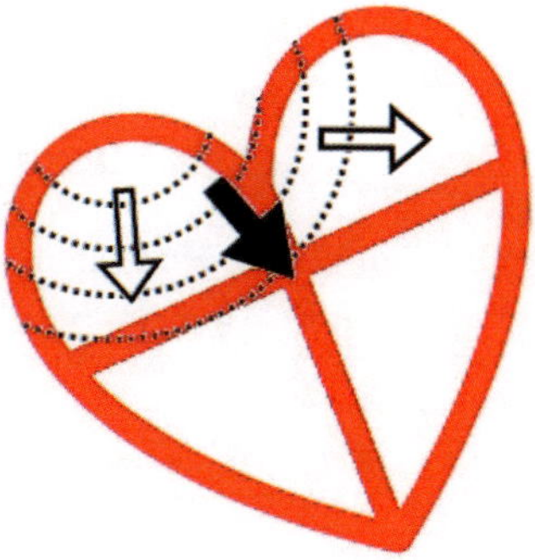

Figura 13.- Despolarización auricular.

Teniendo en cuenta lo anterior y también la teoría del trazado de las ondas, que explicamos en el *capítulo 1* al hablar del dipolo eléctrico (*cuando un electrodo mira a la cola del vector, se trazará una onda negativa; si el electrodo mira a la punta del vector trazará una onda positiva y, si se coloca perpendicular al vector, describirá una onda isodifásica*), entenderemos que en el plano frontal, sólo aVR registrará una onda negativa, pues es la única derivación que mira a la *cola* del vector. El resto trazarán curvas positivas de mayor o menor intensidad, dependiendo de si miran de forma más o menos directa a la cabeza del vector. La onda positiva de mayor voltaje se registra en DII.

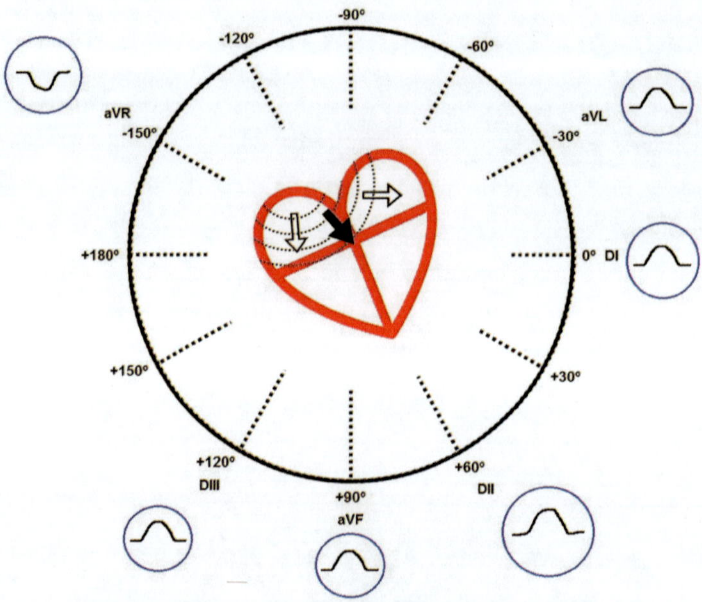

Figura 14.- La onda P en las derivaciones del plano frontal.

En el plano horizontal, todas las derivaciones precordiales registran ondas positivas, salvo V1 que, por mirar perpendicularmente al vector, realiza un trazado isodifásico. Esto puede variar según cada individuo, pues en pacientes obesos, el corazón está más rotado hacia la izquierda y, entonces, V1 captaría la cola del vector y reflejaría una onda P negativa, sin que la consideremos anómala.

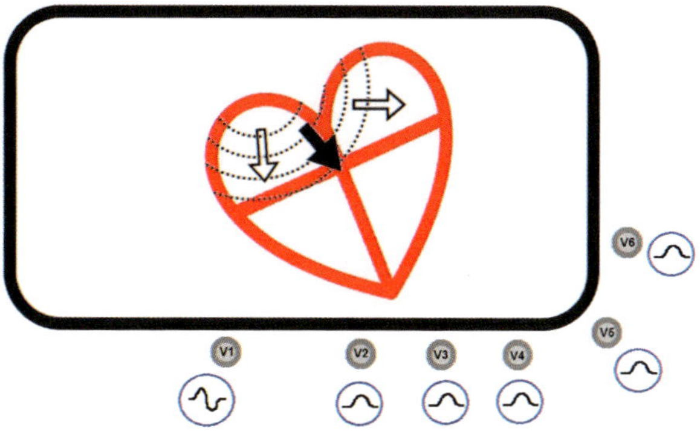

Figura 15.- La onda P en las derivaciones del plano horizontal.

La repolarización auricular se solapa con la despolarización ventricular, de modo que los vectores de la repolarización quedan ocultos y no tienen reflejo en el ECG.

LA DESPOLARIZACIÓN VENTRICULAR Y EL COMPLEJO QRS

La despolarización ventricular tiene lugar en tres fases consecutivas, cada una de las cuales dará lugar a un vector distinto, de cuya unión nace el complejo QRS. Dichas fases, de forma sucesiva, son:

- **Despolarización del tabique interventricular:** se produce de izquierda a derecha, por tanto, la *cabeza* del vector mira hacia la derecha.

Figura 16.- Vector de despolarización del tabique interventricular.

- **Despolarización de las paredes ventriculares:** la despolarización se produce de endocardio a epicardio, es decir, *de dentro afuera;* por consiguiente, la pared del VD despolarizará de izquierda a derecha y en el VI ocurre lo contrario, de derecha a izquierda. Entonces, cada pared ventricular generará un vector divergente respecto al otro, cuya resultante se dirige hacia la izquierda y abajo, en el plano frontal, o de delante atrás y hacia la izquierda en el horizontal. Esto es debido a que el VI tiene un miocardio más grueso y, por tanto, da lugar a un vector de mayor magnitud que el VD. Junto a ello, hemos de saber que este vector es el predominante de todo el complejo QRS.

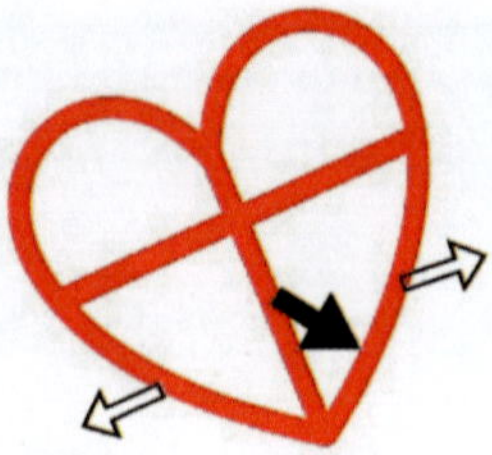

Figura 17.- Vector de despolarización de las paredes ventriculares y su resultante.

- **Despolarización de la base de los ventrículos:** el vector se dirige hacia arriba, en el plano frontal, o hacia atrás y a la derecha, en el horizontal, y es de muy poca intensidad, por lo que en muchas derivaciones, no aparecerá reflejado.

Si integramos toda esta información, percibiremos razonadamente la morfología del QRS según las distintas derivaciones de cada plano; pues cada uno de los vectores mencionados se traduce, de forma consecutiva, en las distintas ondas del complejo: Q (1º), R (2º) y S (3º).

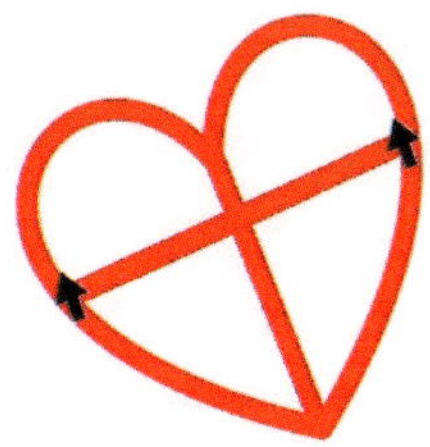

Figura 18.- Vector de despolarización de la base de los ventrículos.

Para verlo más claro, emplearemos como ejemplo la derivación DII (*ver figura 19*): el 1er vector se aleja y 2° se acerca, por lo que la morfología normal es qR. El 3er vector, como dijimos, es tan débil que no aparece reflejado.

Si seguimos prestando atención a la *figura 19*, en aVF y DIII, el 1er vector se aproxima y el 2° se separa, por lo que su morfología será Rs. Por último, en el plano frontal, sólo aVR registra un complejo QRS negativo, mientras que el resto son positivos en mayor o menor grado.

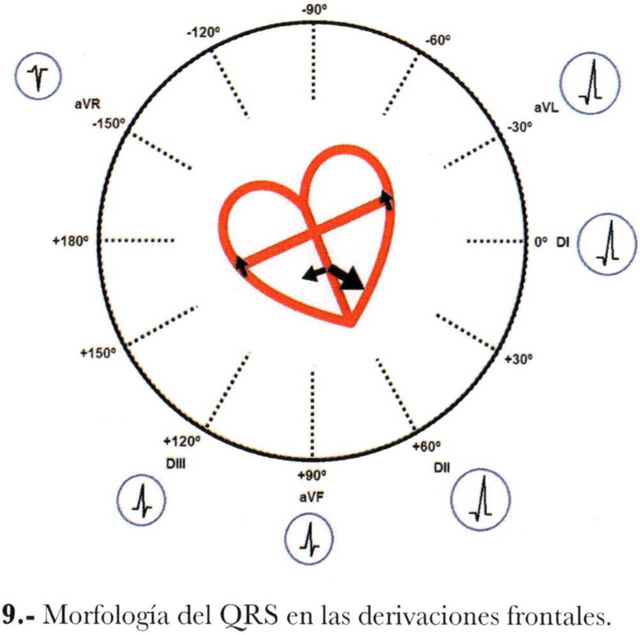

Figura 19.- Morfología del QRS en las derivaciones frontales.

Continuando con la misma sistemática, nos valdremos de la *figura 20* para deducir el trazado en las distintas derivaciones precordiales u horizontales. Para mayor facilidad, podemos agrupar las derivaciones de dos en dos:

- **V1 y V2:** en ambas el 1er vector se aproxima y el 2° se aleja, por lo que tendrán una morfología **rS.**
- **V3 y V4:** son derivaciones de transición, en las que los electrodos quedan perpendiculares a los vectores, por lo que obtendremos complejos isodifásicos **RS.**
- **V5 y V6:** en ellas el 1er vector de separa, el 2° se aproxima y 3°, que en estas sí aparece reflejado, se separa también; por lo que obtendremos un trazado **qRs.**

Cuando, el QRS se va modificando en el ECG tal y como acabamos de explicar, al describirlo, diremos que existe una *progresión normal.*

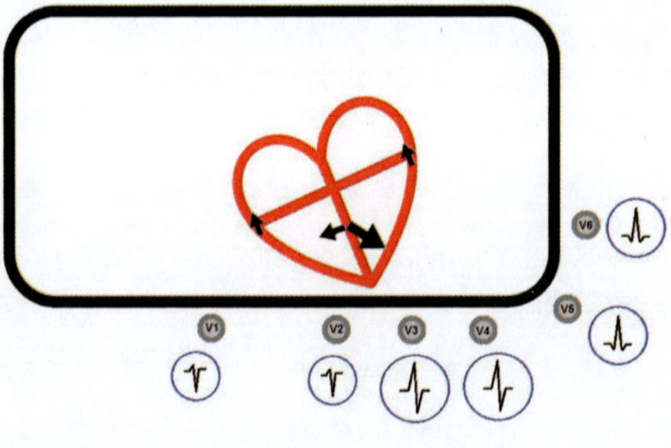

Figura 20.- Morfología del QRS en las derivaciones horizontales.

LA REPOLARIZACIÓN VENTRICULAR Y LA ONDA T

Finalmente, nos encontramos con la repolarización ventricular, cuyo vector tiene un sentido muy parecido al de la onda P; por lo que se dirigirá hacia abajo y a la izquierda, en el plano frontal, y hacia la izquierda en el horizontal.

En el plano frontal, aVR siempre registrará ondas negativas en un ECG normal, pues mira directamente a la *cola* del vector. En aVF y DIII, según el corazón esté más rotado o no hacia la izquierda *(ya dijimos que en personas obesas puede estar rotado en ese sentido)*, la onda T puede ser positiva o negativa. En aVL, DI y DII una onda T normal debe ser siempre positiva.

En el plano horizontal, todos los registros son positivos, salvo en V1, donde también puede ser negativa, por el mismo motivo que ya hemos explicado anteriormente.

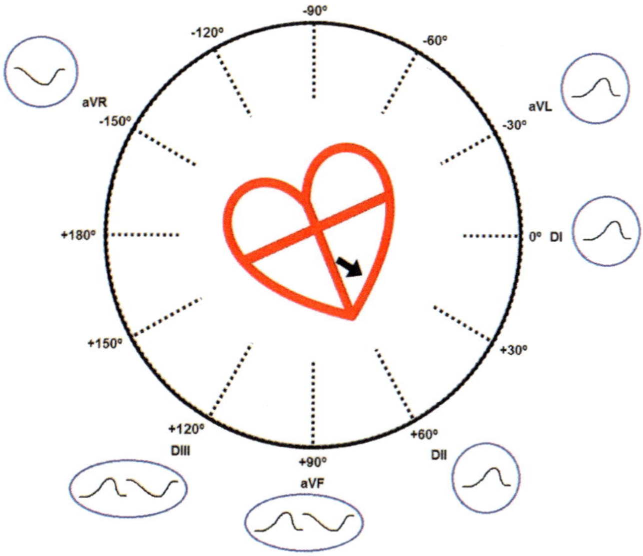

Figura 21.- Morfología de la onda T en las derivaciones frontales.

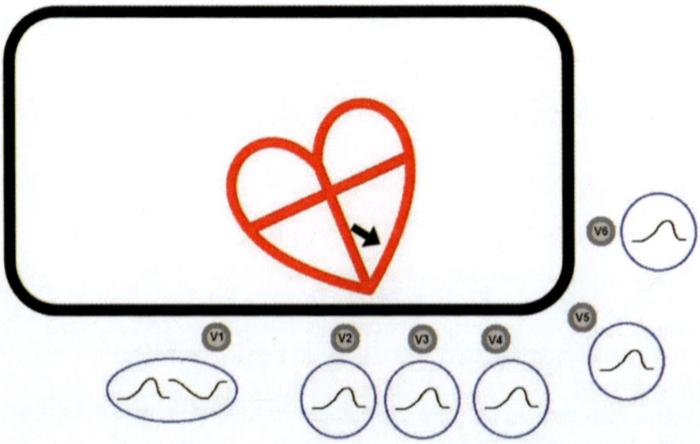

Figura 22.- Morfología de la onda T en las derivaciones horizontales.

CAPÍTULO 6.- SISTEMÁTICA DE LECTURA: RITMO, FRECUENCIA Y EJE

Francisco Javier Hernández Felices
Miguel Martín Cascón

La lectura correcta de un ECG, además de conocimientos para interpretarlo, requiere de una sistemática que nos evite pasar cosas por alto y permita transcribirlo correctamente. El esquema de interpretación será el siguiente:

- Ritmo cardíaco.
- Frecuencia cardíaca.
- Eje eléctrico.
- Ondas, segmentos e intervalos.

DETERMINACIÓN DEL RITMO CARDÍACO

El ritmo normal del corazón es el denominado ritmo sinusal, es decir, el que nace en el seno y se transmite, sin alteraciones, por todo el sistema de conducción. Para denominarlo como tal, éste debe reunir las siguientes características:

- Su frecuencia cardíaca en reposo varía entre 60 y 100 latidos por minuto (lpm).
- La onda P debe ser positiva en DI, DII, DIII, aVF y precordiales (excepto V1), y negativa en aVR.
- Cada onda P ha de continuarse con un complejo QRS.
- El intervalo PR ha de ser constante y su duración oscilar entre 0,12 y 0,20 segundos (3-5 mm).

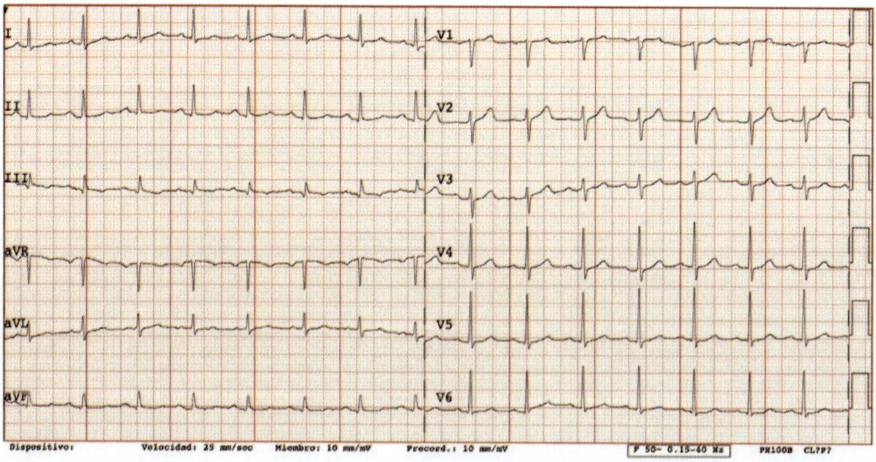

Figura 23.- Ritmo sinusal. En él se pueden comprobar las condiciones antes mencionadas.

CÁLCULO DE LA FRECUENCIA CARDÍACA

En condiciones de reposo, la frecuencia cardíaca (FC) normal de un adulto varía entre 60 y 100 latidos por minuto, lo que en el ECG se traducirá en 60-100 QRS/minuto. El cálculo de la frecuencia puede realizarse de diversas maneras.

Cuando la cadencia del ritmo es regular, podemos contar el número de cuadrados grandes (*los de 5 mm*) existentes entre dos ondas R consecutivas y aplicar la siguiente fórmula:

FC = 300/(número de cuadrados grandes en un RR)

Más sencillo nos resultará emplear una regla de ECG. Para ello, colocamos –como se indica en la *figura 24*– la flecha que aparece en la regla sobre un complejo QRS y, después, miramos la cifra que coincide con el segundo complejo QRS que aparezca a partir de esa flecha. Ése será el valor de la frecuencia cardíaca.

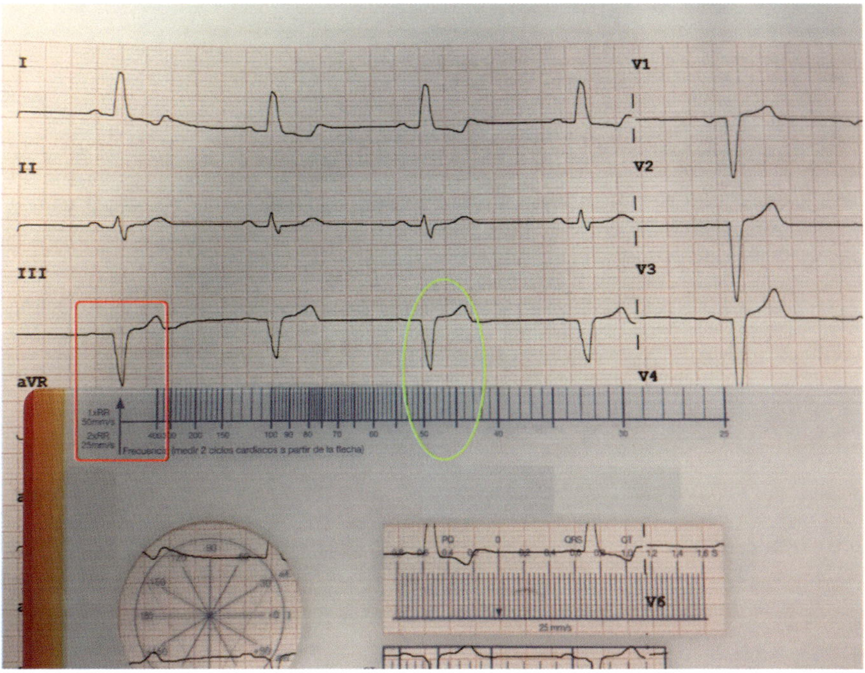

Figura 24.- Medida de la FC con el uso de una regla.

En caso de que la cadencia del ritmo sea irregular, no tenemos otra opción que irnos a la tira de ritmo (habitualmente DII), o cualquier derivación lo suficientemente larga, y seleccionar un período de tiempo que sea divisor de 60 (*por ejemplo, 5 o 10*). Entonces contaremos el número de complejos QRS presentes en él y lo multiplicaremos por el número de veces que ese intervalo de tiempo se repita en 60 segundos. Un ejemplo más claro, lo podemos ver en la *figura 25.*

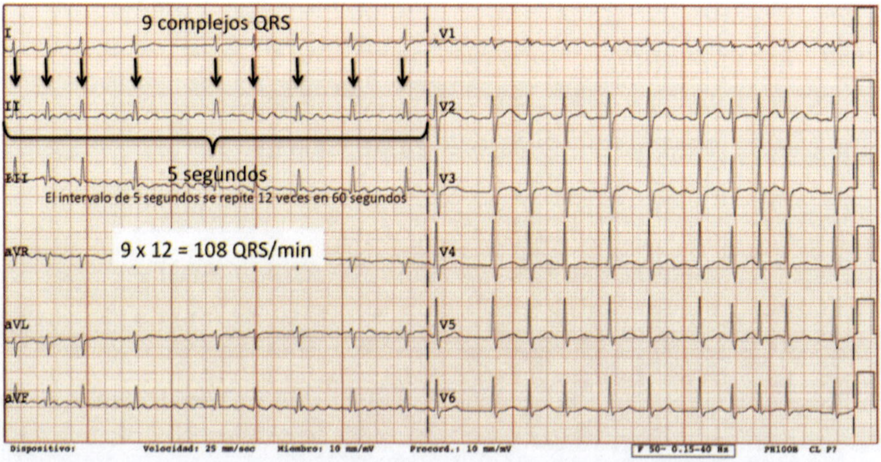

Figura 25.- Cálculo de la frecuencia en un ECG de ritmo irregular.

CÁLCULO DEL EJE CARDÍACO

El eje cardíaco normal se sitúa entre 0° y +90°, aunque según diversas fuentes, puede variar ±30°; por lo que podríamos considerar normales ejes de hasta -30° o +120°.

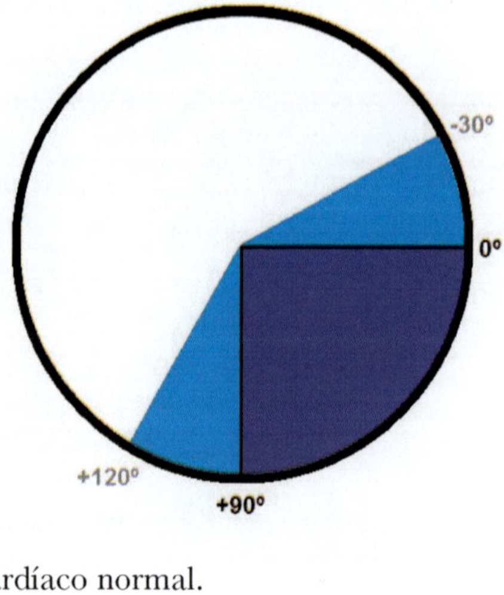

Figura 26.- Eje cardíaco normal.

Para calcular el eje utilizaremos las derivaciones del plano frontal y su representación en el sistema hexaxial de Bailey. Existen varias formas de calcularlo, nosotros comenzaremos con dos que, a nuestro juicio, son las más sencillas. Aunque las expliquemos por separado para simplificar, realmente ambas se aplican de forma conjunta. Posteriormente, se expondrá una manera más exacta.

PRIMER MÉTODO: COMPLEJO QRS DE MAYOR VOLTAJE

Buscaremos la derivación del plano frontal en la que el complejo QRS tenga un mayor voltaje, independientemente de si es positivo o negativo. Eso nos indica que la dirección del vector resultante de la despolarización ventricular se encuentra sobre dicho eje, o próximo al mismo, cuya relación en grados conocemos gracias al sistema hexaxial de Bailey. Una vez localizada la dirección, para determinar el sentido, nos fijaremos en si ese QRS de mayor voltaje es positivo o negativo. Si es positivo, el eje se dirigirá hacia la parte positiva del sistema de Bailey, y si es negativa, al contrario.

Un ejemplo sencillo de esto, podemos verlo en la *figura 27*. El máximo voltaje del QRS, en este caso positivo, se encuentra sobre DI, por lo que el eje del QRS se proyecta sobre la parte positiva de dicha derivación, es decir, 0° (si fuese negativo, estaría a +180°).

SEGUNDO MÉTODO: COMPLEJO QRS ISODIFÁSICO

En este caso, localizaremos la derivación frontal en la que el QRS sea isodifásico. Esto señala que el eje eléctrico es perpendicular a dicha derivación. A continuación, como en el caso anterior, debemos buscar el sentido del eje. Para ello, nos fijaremos en la polaridad (positiva o negativa) de la derivación perpendicular a la seleccionada. Dicha polaridad nos indicará el sentido del eje, como podemos ver con más claridad en el siguiente ejemplo.

En la *figura 28*, existe un QRS isodifásico en aVL; por tanto, el eje será perpendicular a tal derivación. Localizamos la derivación perpendicular, que es DII, y como ésta tiene polaridad positiva, el eje se situará a +60°.

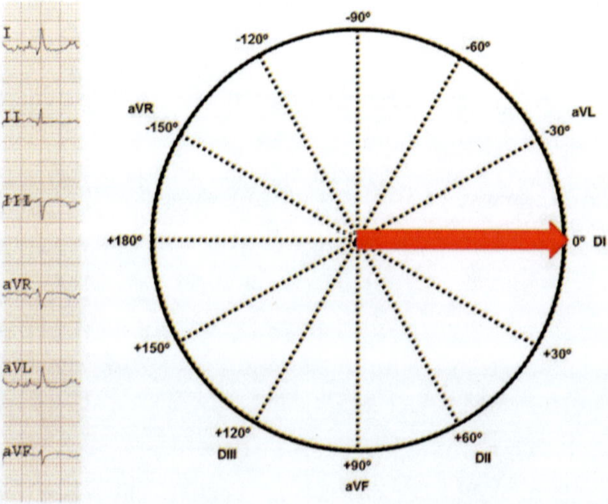

Figura 27.- Cálculo del eje mediante el complejo QRS de mayor voltaje.

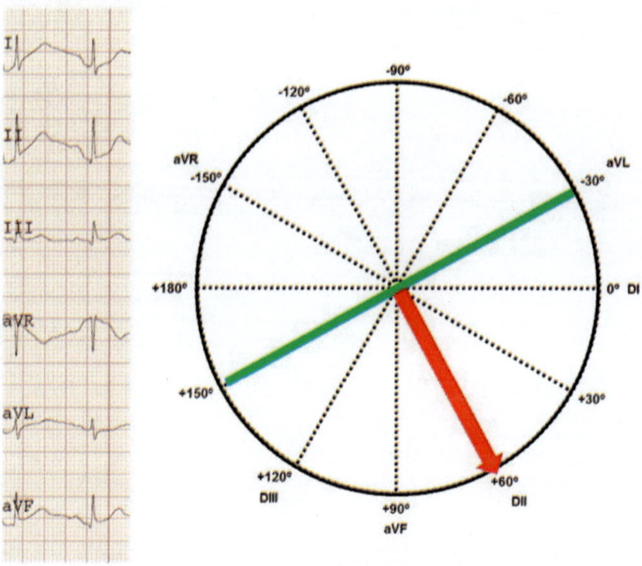

Figura 28.- Cálculo del eje mediante el método del QRS isodifásico.

MÉTODO EXACTO PARA EL CÁLCULO DEL EJE

Para ello seleccionaremos las derivaciones DI y aVF y mediremos el valor neto de sus respectivos voltajes, es decir, contaremos los *milímetros positivos* y le restaremos los *negativos.* A continuación, llevaremos estos valores sobre un papel milimetrado, siguiendo la representación del sistema de Bailey y trazaremos la resultante de ambos vectores. Finalmente, con la ayuda del goniómetro que aparece en la regla de ECG, mediremos el ángulo exacto.

Con el ejemplo de la *figura 29,* podemos ver que el eje mide -30°.

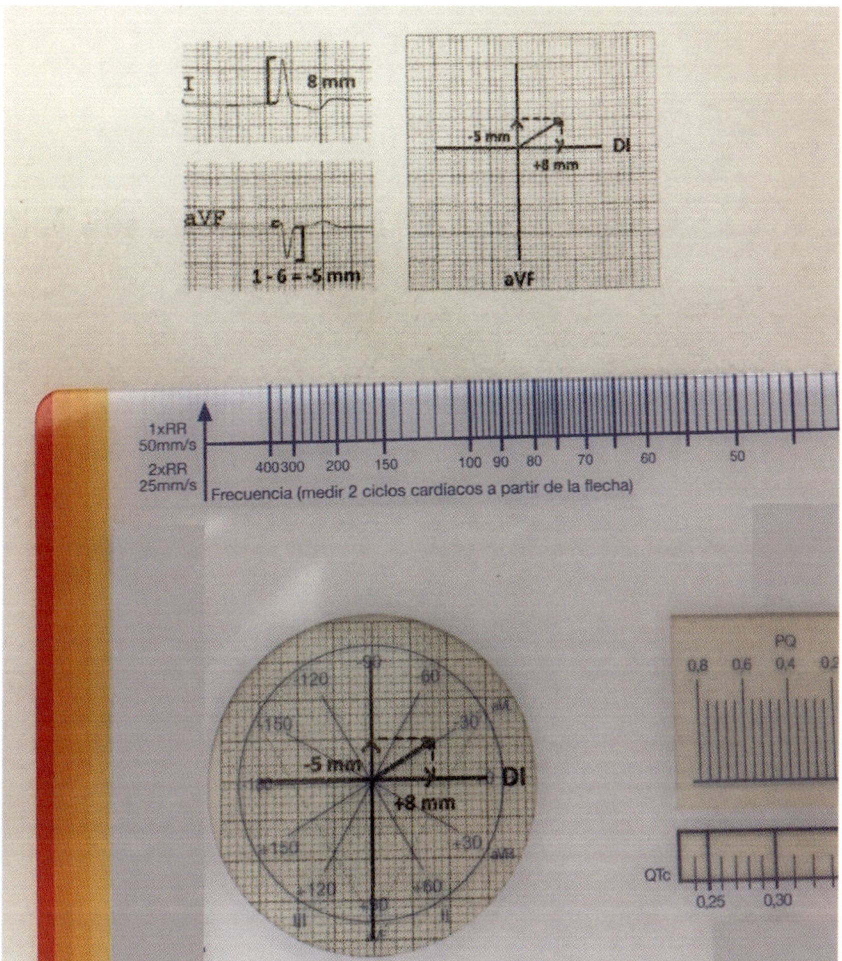

Figura 29.- Cálculo exacto del eje eléctrico.

DESCRIPCIÓN DE LAS ONDAS, INTERVALOS Y SEGMENTOS

Una vez determinado el ritmo y calculados la frecuencia y el eje, toca describir las distintas ondas, intervalos y segmentos, por orden de aparición en el ECG. Para ello nos valdremos de todo el conocimiento que hemos adquirido hasta aquí.

Ahora ya somos capaces de emitir un informe sobre el ECG de un paciente que no presente anomalías, como el del ejemplo siguiente (*figura 30*):

Ritmo sinusal a 64 QRS/min, ÂQRS +14º, PR 0,15 segundos, QRS estrecho con progresión normal, sin alteraciones del ST, QTc 0,4 segundos.

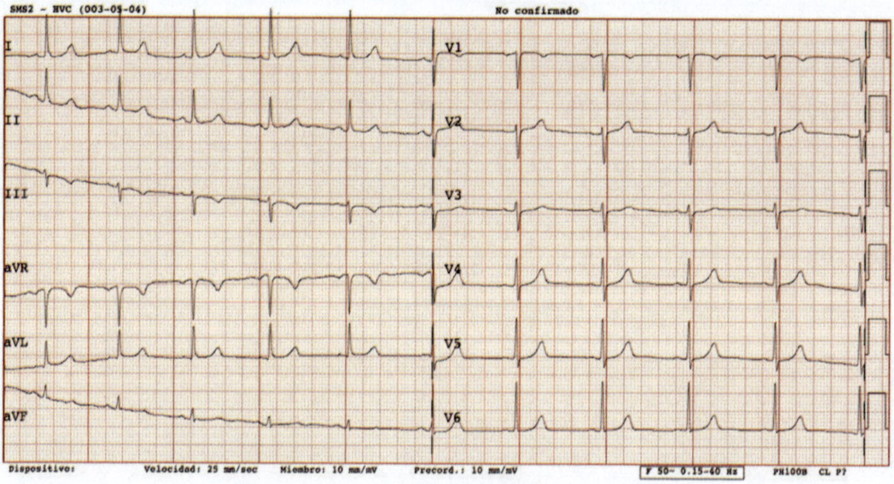

Figura 30.- ECG descrito en el párrafo anterior.

CAPÍTULO 7.- PATOLOGÍA BÁSICA: CRECIMIENTO DE CAVIDADES

Ana Martín Cascón
Juan José Santos Mateo

Como explicábamos en el prólogo de este manual, hemos dotado al texto de una estructura en espiral, de forma que poco a poco iremos aportando nuevos datos sobre conceptos anteriormente tratados, con idea de adquirir conocimientos de forma gradual. En esta línea, abordaremos, antes de tratar el crecimiento de cavidades, una cuestión que el lector ya habrá advertido cuando explicamos la morfología de las distintas ondas del ECG.

Se trata de la correlación entre las distintas derivaciones y la anatomía cardíaca. En cualquiera de las figuras del *capítulo 5*, se aprecia con claridad que cada una de las derivaciones, precordiales o frontales, está más próxima a alguna de las distintas estructuras del corazón (paredes o tabiques); así nos ofrecerán más datos sobre la más cercana. Sabiendo esto y teniendo presente las imágenes anteriores, resulta fácil intuir las siguientes relaciones:

- **V1 y V2:** ventrículo derecho y tabique interventricular.
- **V3 y V4:** cara anterior del VI.
- **V5 y V6:** cara lateral baja del VI.
- **DI y AVL:** cara lateral alta del VI.
- **DII, DIII y AVF:** cara inferior del corazón.
- **Derivaciones posteriores (V7-V9):** cara posterior del VI.
- **Derivaciones derechas (V3R-V6R):** ventrículo derecho.

Ahora resulta más sencillo comprender en qué derivaciones detectaremos las alteraciones, según se hipertrofie o dilate una cavidad u otra. En caso contrario, merece la pena volver sobre nuestros pasos antes que continuar la lectura.

*　　　　*　　　　*

Cuando aumenta la presión o el volumen de sangre contenido en las aurículas o ventrículos, el músculo cardiaco, primero se distiende y tras ello puede hipertrofiarse, alterándose los vectores del ECG. Para detectar este tipo de alteraciones, la electrocardiografía es una prueba poco sensible aunque bastante específica; resultando, en este sentido, mejor herramienta el ecocardiograma. Dicho de otra manera, el crecimiento de una cavidad objetivado mediante ecocardiograma, puede no tener un correlato electrocardiográfico; mientras que un ECG con signos claros de dilatación o hipertrofia, sí es un marcador fiable de crecimiento real de dicha estructura. Igualmente, una cavidad normal, casi siempre tendrá una morfología acorde en el ECG.

CRECIMIENTO AURICULAR

El crecimiento auricular, tanto la dilatación como la hipertrofia, se refleja en el ECG mediante alteraciones de la onda P; pudiendo modificar bien su morfología, bien su voltaje o su duración. No obstante, el ECG es más sensible para la detección de la dilatación auricular que para la hipertrofia.

Ya sabemos que la despolarización auricular comienza en el nodo sinusal y, desde ahí, se expande como una onda; por consiguiente, primero se despolariza la AD y después la AI. En las *figuras 13-15*, vemos con claridad este fenómeno y su reflejo en las distintas derivaciones.

Por tanto, la onda P posee dos componentes, el primero se corresponde con la despolarización de AD y el segundo con la AI. Según la aurícula que aumente su tamaño, predominará el vector de una u otra, y modificará el vector resultante *atrayéndolo* hacia sí.

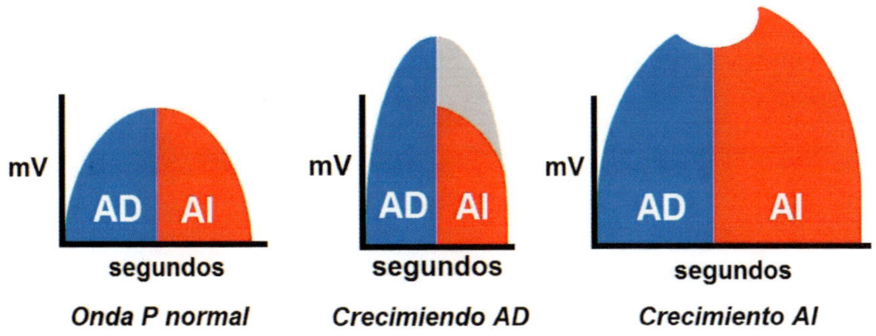

Figura 31.- Modificación de la onda P en caso de crecimiento auricular.

CRECIMIENTO DE LA AD

Se produce por algún problema que sobrecarga, de manera crónica, a la aurícula derecha (*cor pulmonale, estenosis pulmonar, insuficiencia tricuspídea…*). Al dilatarse e hipertrofiarse la aurícula derecha, su vector de despolarización aumenta de magnitud (*se hace más potente*), dirigiéndose, como en condiciones normales, de arriba abajo y de atrás adelante.

Sin embargo, este mismo vector observado en el plano frontal se dirige más hacia la derecha (*en sentido horario*), por lo que el vector resultante de la despolarización auricular se encuentra también desviado a la derecha.

Ese incremento de magnitud del vector auricular derecho origina una onda **P de amplitud superior a 2,5 mm (alta y picuda)** en las derivaciones **DII, DIII y/o aVF,** pero no de mayor duración (no supera los 5 mm en el eje horizontal). En las derivaciones precordiales aparecerá una **onda bifásica con un componente positivo predominante en V1,** y también ondas altas y picudas en el resto de derivaciones, sobre todo, en las más próximas a la AD. Como la causa más frecuente de crecimiento auricular derecho son enfermedades que aumentan la presión del territorio vascular pulmonar, la onda P resultante del crecimiento de la AD recibe el nombre de ***P pulmonar.***

Además, debemos tener en cuenta que estas alteraciones en la estructura auricular suelen acompañarse de las mismas anomalías a nivel del VD, pues salvo casos concretos como la estenosis tricuspídea, el ventrículo se verá sometido al mismo tipo de sobrecarga, pues ambas cámaras están expuestas a patologías que dan lugar a hipertensión arterial pulmonar. De ahí, que junto a los cambios eléctricos propios de la AD, aparezcan signos de crecimiento ventricular.

Por tanto, los criterios diagnósticos del crecimiento auricular derecho son:

- Onda P de duración normal, pero con voltaje mayor a 2,5 mm (alta y picuda) en DII, DIII y aVF y onda bifásica, de predominio positivo, en V1.
- Desviación del eje hacia la derecha (*en sentido horario*).
- Criterios de hipertrofia ventricular derecha (*ver más adelante*). Morfología qR o QS en V1, en ausencia de infarto. Voltaje del QRS en V1 $\leq$ 4 mm y voltaje V2/V1 $\geq$ 5.

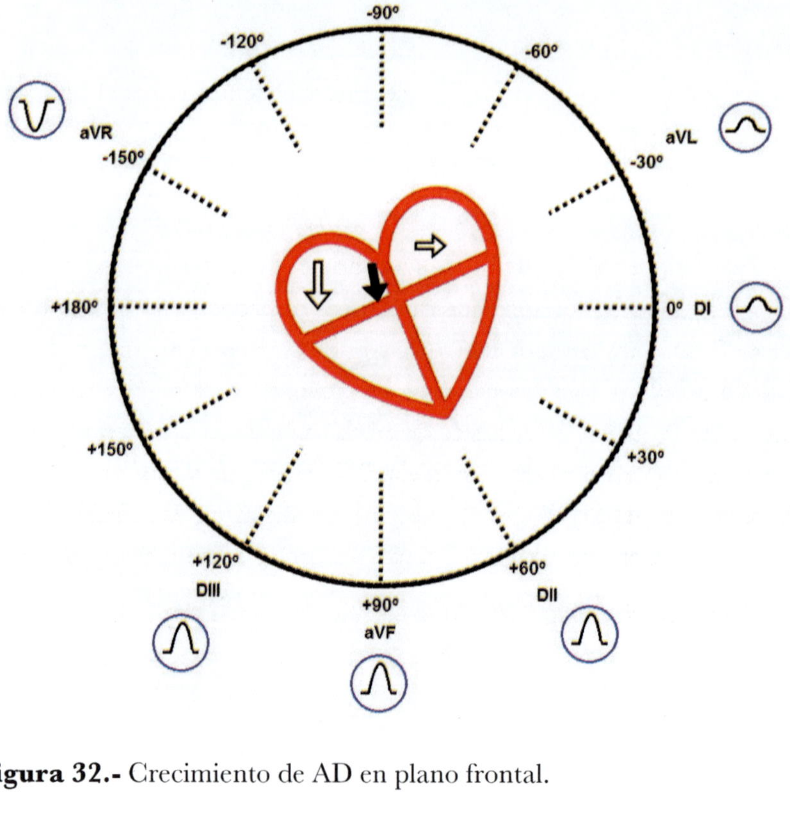

Figura 32.- Crecimiento de AD en plano frontal.

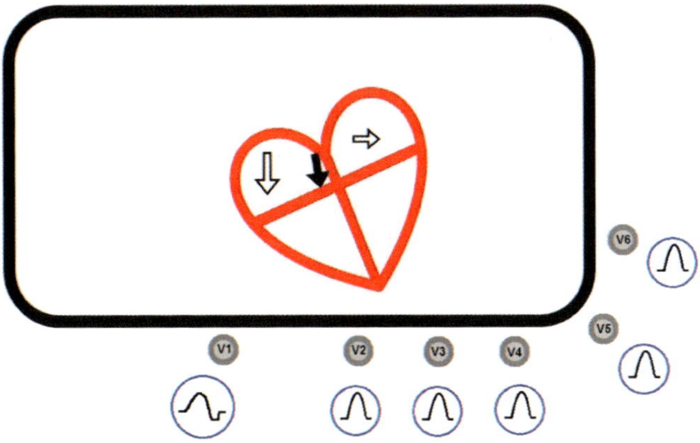

Figura 33.- Crecimiento de AD en plano horizontal.

CRECIMIENTO DE LA AI

Al dilatarse o hipertrofiarse la aurícula izquierda, su vector de despolarización aumenta de magnitud, dirigiéndose de derecha a izquierda y de delante atrás. Además, la conducción es más lenta, por lo que –a diferencia de lo que ocurría en la AD– la duración de la onda P también aumentará.

Como consecuencia, tendremos una **onda P de mayor duración (>5 mm)** y con dos coronas o **bimodal,** es decir, con una muesca que separa el componente de despolarización de la AD del de la AI. En caso de que la dilatación se acompañe de hipertrofia, el voltaje también será mayor (>2,5 mm). Esta onda se asemeja a la letra «M» y, como en numerosos casos, el crecimiento de AI se relaciona con patología de la válvula mitral, se denomina ***P mitral.***

En el plano frontal, tendrá un relejo más intenso en **DI y DII,** mientras que en el horizontal, el incremento de magnitud del vector auricular izquierdo, determinará en **V1** la presencia de un **final negativo de la onda P.**

De manera resumida, los criterios electrocardiográficos de crecimiento de AI son:

- Onda P mitral de duración aumentada (>5 mm), sobre todo en DII y DIII. En caso de existir, hipertrofia el voltaje será mayor de 2,5 mm.
- Onda P bifásica con final negativo en V1 mayor de 0,04 segundos (1 mm).

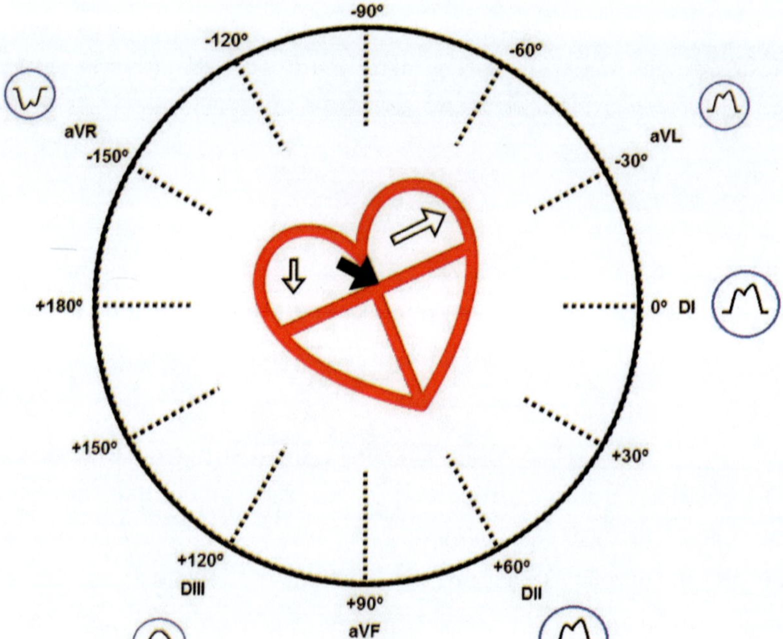

Figura 34.- Crecimiento de AI en plano frontal.

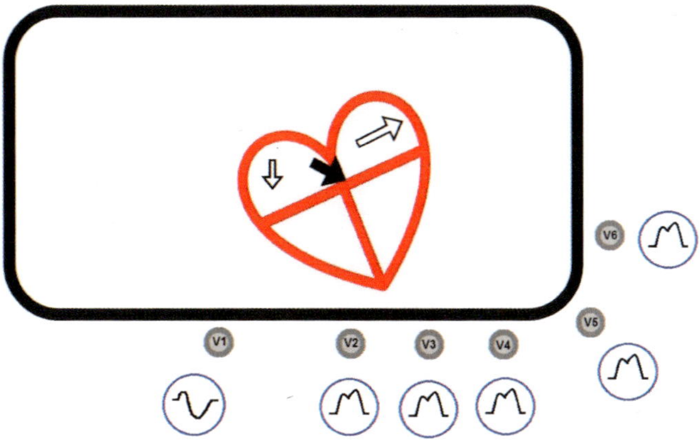

Figura 35.- Crecimiento de AI en plano horizontal.

CRECIMIENTO VENTRICULAR

La despolarización ventricular da lugar al trazado del complejo QRS, al igual que su repolarización genera el segmento ST y la onda T. Por ende, el crecimiento de estas cámaras derivará en alteraciones de tales elementos.

CRECIMIENTO DEL VD

La hipertrofia o dilatación del VD no son enfermedades en sí mismas, sino que son secundarias a otras patologías que cursan con hipertensión arterial pulmonar. En este supuesto, el QRS se modificará de la siguiente manera:

- El 1er vector (despolarización del tabique interventricular) cambia muy poco, pues ya se dirigía hacia la derecha en condiciones normales.
- El 2º vector (despolarización de las paredes ventriculares), resultado de la suma de los vectores de despolarización de las paredes libres de VD y VI, cambiará su dirección en el mismo sentido que las agujas del reloj. Esto se debe a que, si el VD se

hipertrofia, va a contrarrestar al vector del VI, que era predominante, y la resultante rotará hacia la derecha.

Entonces, en el plano frontal, encontraremos **ondas R en DIII y aVF,** mientras que aparecerán **ondas S profundas en DI y aVL.** De igual modo, en el plano horizontal el aumento del segundo vector de despolarización ventricular, dará lugar a **ondas R** de mayor voltaje en las derivaciones **V1 y V2** (*predominio positivo*); mientras que en **V5 y V6** encontraremos la presencia de **ondas S profundas y negativas.**

El aumento ventricular también implica retraso en el tiempo de conducción, pues el impulso eléctrico debe recorrer mayor cantidad de miocardio, lo que se detecta mediante un **incremento del tiempo de deflexión intrinsecoide en las derivaciones derechas** (*las últimas en recibir el estímulo*). En los casos más graves, también se modifica la repolarización, pudiendo aparecer **descenso del ST e inversión de la onda T en derivaciones derechas.**

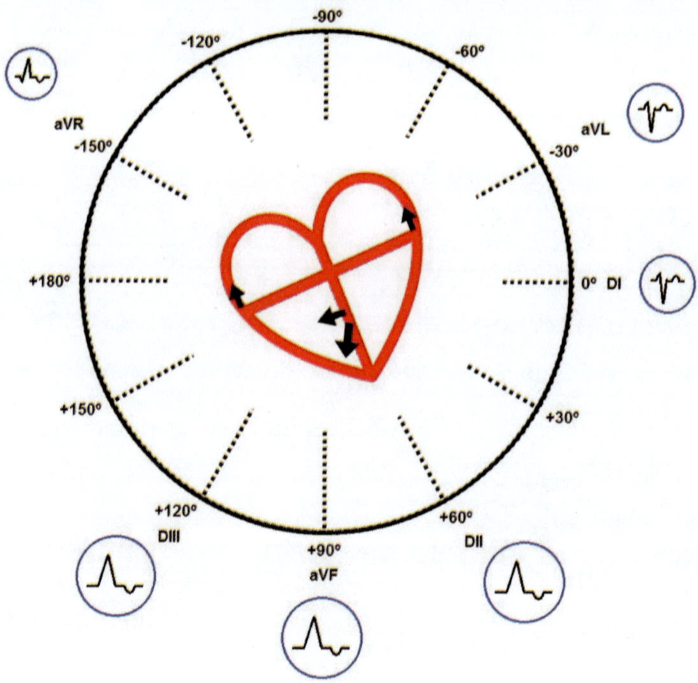

Figura 36.- Crecimiento del VD en el plano frontal.

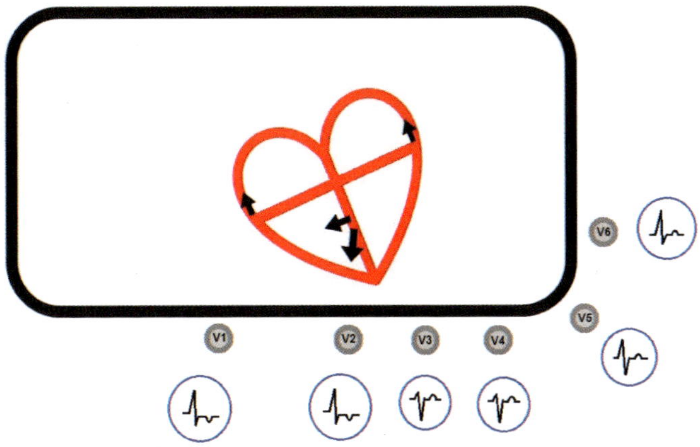

Figura 37.- Crecimiento del VD en el plano horizontal.

En determinadas circunstancias, como el desarrollo de un tromboembolismo pulmonar masivo, tiene lugar un aumento brusco de la presión arterial pulmonar, con dilatación aguda del VD, que puede dar lugar a una expresión electrocardiográfica típica, aunque poco frecuente. Se trata de la rotación del eje cardíaco a la derecha y la aparición del patrón de sobrecarga del VD **SI, QIII, TIII negativa.**

CRECIMIENTO DEL VI

Cuando el VI se hipertrofia los vectores pueden ser de mayor, menor o igual magnitud. Como sabemos los vectores del VI son los que predominan en la despolarización ventricular, de modo que si éstos aumentan su magnitud por el aumento de masa cardiaca, dicha preponderancia se acentúa y **el eje cardíaco se desplazará en sentido inverso a las agujas del reloj,** es decir, hacia la izquierda.

Además, en caso de hipertrofia se observará un aumento anormal de amplitud del complejo QRS, de forma que crecerá la **onda R** en las **derivaciones izquierdas,** a la vez que se hace más profunda la **onda S** de las **derivaciones derechas.** Junto a ello, al ser más grueso el miocardio, la corriente eléctrica puede tardar más en recorrer el VI, aumentando el tiempo de conducción reflejado en un **incremento del tiempo de deflexión intrinsecoide en las derivaciones izquierdas** (*las últimas en recibir el estímulo*). A día hoy disponemos de varios índices o escalas que nos ayudan a detectar la hipertrofia ventricular izquierda (*índice de Sokolow-Lyon, criterios de Cornell, escala de Romhilt-Estes…*), todos con una sensibilidad limitada; sin embargo, la última de éstas, la **escala de Romhilt-Estes,** sí ha demostrado tener una mayor especificidad respecto a las demás.

ESCALA DE ROMHILT-ESTES	
Criterios de Voltaje	
R o S en derivaciones periféricas ≥ 20 mm Onda S en V1 o V2 ≥ 20 mm Onda R en V5 o V6 ≥ 30 mm	3 puntos
Alteraciones de la onda P	
Negatividad final de la onda P en V1 ≥ 1mm de profundidad o ≥ 0,04 segundos de duración	3 puntos
Alteraciones del segmento ST y onda T	
Vector ST-T en el complejo QRS sin digital	3 puntos
Vector ST-T con el QRS con digital	1 punto
Vector ST-T normal	0 puntos
Otras	
Eje cardiaco desviado a la izquierda	2 puntos
Deflexión intrinsecoide en V5 o V6 > 0,05 segundos	1 punto
Duración del QRS ≥ 0,09 segundos	1 punto
Puntuación ≤ 3: descarta hipertrofia del VI. *Puntuación de 4: probable hipertrofia del VI.* *Puntuación ≥ 5: hipertrofia del VI.*	

Con el crecimiento del VI, también es frecuente que se modifique la repolarización, sobre todo en los casos más graves, por lo que la **onda T** se hace **negativa y asimétrica** en **DI, aVL, V5 y V6,** pudiendo acompañarse de un **descenso convexo del ST,** lo que se conoce como **patrón de sobrecarga sistólica del VI.** Pero atención, la cardiopatía isquémica también puede dar cambios similares, por tanto, hay que definir bien el cuadro clínico y buscar antecedentes (*hipertensión arterial, estenosis aórtica…*) que nos dirijan en un sentido u otro.

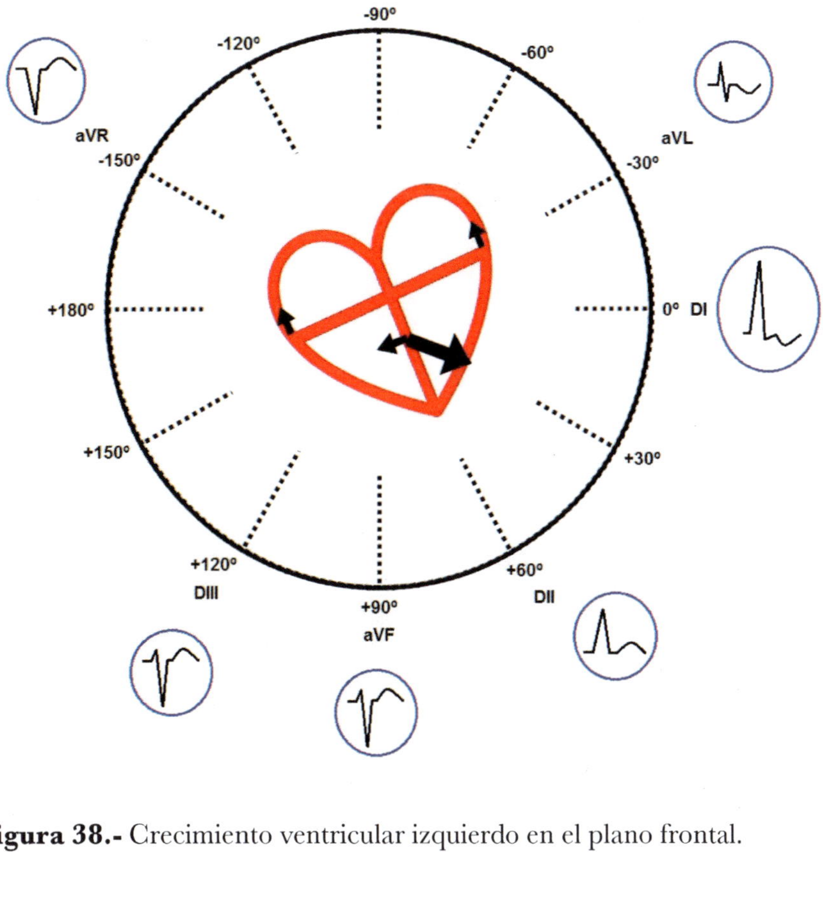

Figura 38.- Crecimiento ventricular izquierdo en el plano frontal.

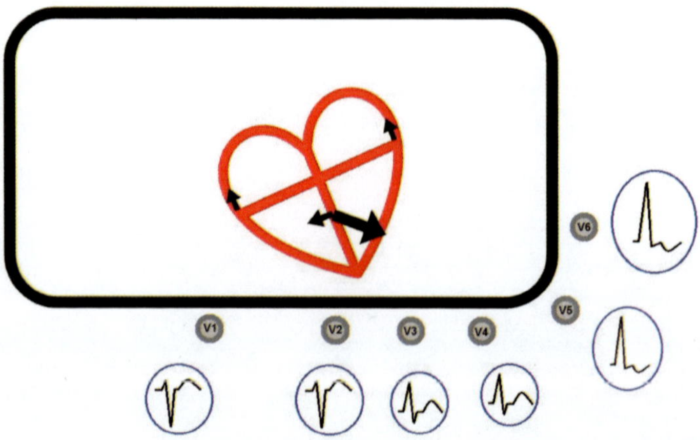

Figura 39.- Crecimiento ventricular izquierdo en el plano horizontal.

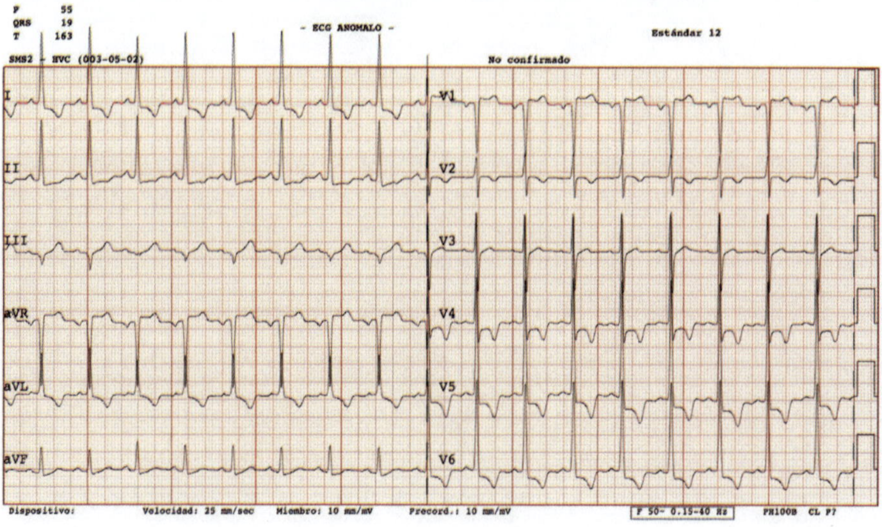

Figura 40.- Hipertrofia del VI con patrón de sobrecarga sistólica. *Se puede apreciar claramente la S profunda en V1 y V2, R prominente en derivaciones izquierdas, descenso del ST y T negativas en V4-V6; así como en DI, DII y aVL.*

CAPÍTULO 8.- PATOLOGÍA BÁSICA: BLOQUEOS DE RAMA Y FASCICULARES

Alicia Verdú Berenguer
Cristina Galvañ Moro

Conocemos de capítulos anteriores que el haz de His-Purkinje es el *cable* que conduce el impulso eléctrico del corazón a partir del nodo AV. Desde ahí, transcurre por el septo interventricular para, posteriormente, bifurcarse en sus ramas derecha e izquierda, dando lugar, ésta última, a una nueva división en anterior y posterior. Cuando surge un bloqueo en cualquiera de las ramas de este sistema de conducción, se altera la conducción del impulso eléctrico, de forma que la morfología del QRS cambia. Esto se debe a que la electricidad tiene que *buscar caminos alternativos* para despolarizar los ventrículos y, por tanto, los vectores resultantes serán diferentes.

Además, al tener que *circular por caminos más largos,* la despolarización también puede ser más prolongada, generando un QRS más ancho. En el ECG normal, la activación de cada complejo QRS es rápida, fijándose su límite superior en 120 milisegundos. Si nos encontramos ante un bloqueo de rama, el ventrículo que no está estimulado como debiera recibirá el impulso a través del ventrículo que sí lo está, una vez que este último ha recibido el impulso. De este modo, dado el retraso, y teniendo en cuenta que las fibras musculares cardiacas no son las especializadas en transmitir el impulso nervioso, el QRS tendrá una duración superior a la normal. Por ello, podemos decir que:

- Cuando la duración del QRS es menor a 120 milisegundos (3 mm), nos encontramos ante un bloqueo incompleto.

- Cuando la duración del QRS es mayor a 120 milisegundos (3 mm), nos encontramos ante un bloqueo completo.

A diferencia de lo que ocurría en el crecimiento de cavidades, que explicamos en el *capítulo 7,* el ECG sí es el principal método diagnóstico en caso de aparición de bloqueos de rama.

BLOQUEO DE RAMA DERECHA

En un corazón sano, el impulso eléctrico alcanza primero al VI, por medio de la rama izquierda, y después al VD, gracias a la rama derecha del haz de His; por tanto, el inicio de la despolarización y sus vectores (que se representan en el QRS) están condicionados por el VI, mientras que el final por el VD. Por tanto, en los bloqueos de rama derecha, será el final del QRS lo que se vea alterado. Esto se debe a que la activación del VD, al estar bloqueada su rama derecha, llega por medio del miocardio del VI y, ya dijimos anteriormente, que las fibras musculares cardiacas no están especializadas en transmitir el impulso nervioso, de ahí que ésta sea lenta.

Entonces tendremos un último vector dirigido hacia la derecha, así las derivaciones derechas, **V1 y V2,** percibirán una onda positiva al final del QRS. La consecuencia directa es que si, como vimos en el *capítulo 5*, su morfología normal es rS, ahora se la añade una onda R' al final, pasando a tener la morfología **rSR'** típica del bloqueo de rama derecha.

Por otro lado, las derivaciones izquierda, **V5 y V6,** percibirán la *cola* de dicho vector dirigido hacia la derecha y trazarán una onda **S empastada** (profunda y ancha) al final del QRS.

Su presencia no implica necesariamente cardiopatía, pudiendo observarse por tanto en sujetos sanos. Sin embargo, es frecuente en patologías que determinen sobrecarga de cavidades derechas.

BLOQUEO DE RAMA IZQUIERDA

En este caso, el estímulo sólo conduce por la rama derecha, de ahí que el impulso llegue a los miocitos del VI a través del VD. Al ser el primero mucho más grueso, la despolarización será lenta (*sinónimo de QRS ancho*) y dará lugar a un eje desviado hacia la izquierda y ligeramente hacia arriba.

Los principales cambios que encontraremos son:

- Desaparece la onda Q en las **derivaciones izquierdas** (DI, DII, V5 y V6), dando lugar a una **gran onda R,** porque el sentido del vector resultante, ahora, se dirige completamente hacia ellas.

- En las **derivaciones derechas** (V1 y V2) aparece una **onda S profunda y ancha,** pudiendo mantenerse en V1 una onda r, ya que V1 también es delantera, a pesar de ser derecha.
- Alteración de la repolarización en sentido inverso al habitual, por lo que tendremos **ondas T negativas y descenso del ST** en **derivaciones izquierdas,** mientras que se dibujarán **ondas T positivas y ascenso del ST** en **derivaciones derechas.** Como se advierte fácilmente, el complejo ST-T *se dirige* de manera opuesta al QRS.

La existencia de bloqueo de rama izquierda en el electrocardiograma suele constituir, en la mayoría de los casos, un signo de cardiopatía.

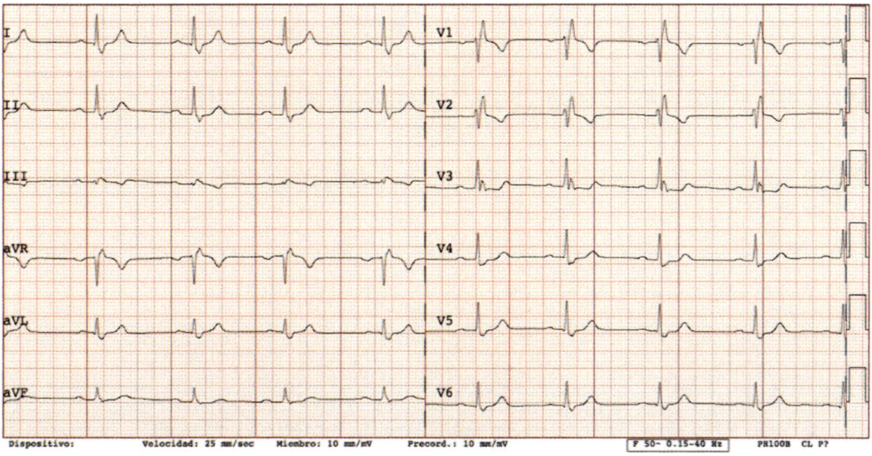

Figura 41.- Bloqueo completo de rama derecha con morfología rSR' en V1-V2, Rsr' en V3 y S empastada en V5-V6.

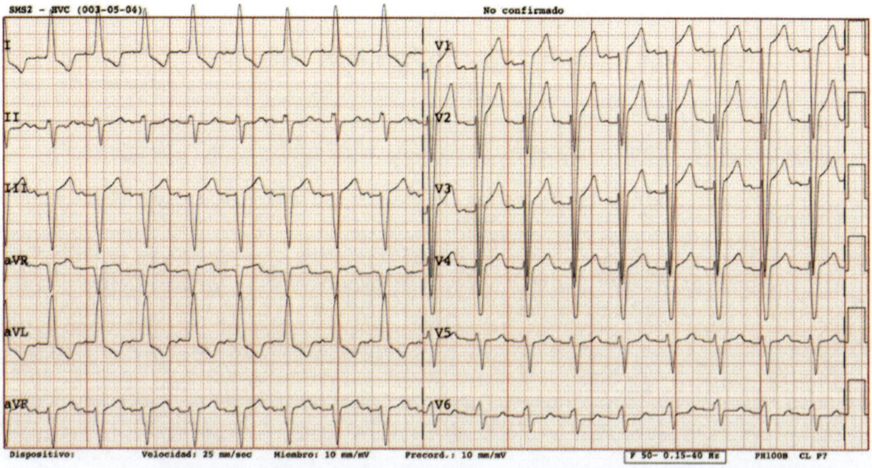

Figura 41.- Bloqueo completo de rama izquierda con morfología rS, ascenso del ST y ondas T positivas en derivaciones derechas, junto una onda R inicial, ligero descenso del ST y T negativa en derivaciones izquierdas, sobre todo en DI.

HEMIBLOQUEO ANTERIOR

En determinadas circunstancias, el bloqueo de la rama izquierda no es completo y sólo se afecta uno de sus fascículos, por lo que hablaremos de hemibloqueo anterior o hemibloqueo posterior.

El primero de los dos fascículos es el que conduce hacia la zona superoanterior del VI, por lo que en caso de que se encuentre bloqueado, la despolarización comenzará en la parte inferoposterior y, desde ahí, se dirigirá hacia delante y arriba. Por tanto, el vector resultante será **negativo** en las **derivaciones inferiores** (DII, DIII y aVF) y **positivo** en las **derivaciones izquierdas** (DI y aVL). Además, tendremos un **eje desviado a la izquierda.**

Una manera sencilla de recordar esto es la regla mnemotécnica *PeNeNe DaPeNa,* en la que cada pareja de mayúscula y minúscula se asocian, respectivamente, a las derivaciones DI, DII, DIII, aVR, aVL y aVF de forma consecutiva. Además, cada mayúscula indica el sentido positivo o negativo del QRS de la siguiente manera:

- **P:** positivo.
- **N:** negativo.
- **D:** *da igual*, es decir, no importa el sentido del QRS de esa derivación.

Podemos verlo con mayor claridad en la *figura 43*.

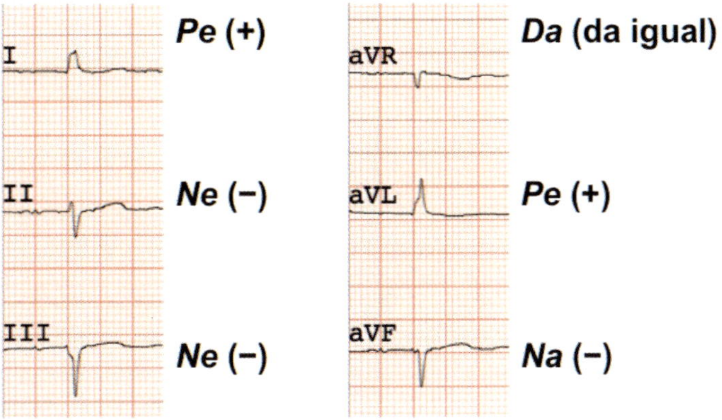

Figura 43.- Regla mnemotécnica *PeNeNe DaPeNa*.

HEMIBLOQUEO POSTERIOR

A diferencia del fascículo anterior, el posterior conduce el estímulo despolarizador hacia la zona inferoposterior del VI, por lo que cuando se bloquea, la despolarización comenzará en la parte anterosuperior y, desde ahí, discurrirá hacia atrás y abajo.

Como consecuencia, casi siempre, **el eje se desviará en sentido horario** (*hacia la derecha*) y tendremos un **QRS positivo (qR) en DIII y aVF,** a la vez que **negativo (rS) en DI y aVL.**

* * *

Alcanzado el final de este capítulo, el lector conoce sobradamente que el haz de His se compone de tres fascículos: la rama derecha, el fascículo anterior de la rama izquierda y el fascículo posterior. Cuando existe interrupción en más de uno de ellos a la vez, hablaremos de bloqueos bifasciculares o trifasciculares, en función de las posibles combinaciones siguientes:

BLOQUEOS BIFASCICULARES

- Bloqueo de rama derecha y hemibloqueo anterior izquierdo.
- Bloqueo de rama derecha y hemibloqueo posterior izquierdo.
- Bloqueo de rama izquierda.

BLOQUEOS TRIFASCICULARES

- Bloqueo bifascicular y bloqueo AV de primer grado.
- Bloqueo de rama derecha y bloqueo de rama izquierda, fijo o alternante.

En el ECG aparecerán, conjuntamente, los cambios propios de cada una de las ramas afectadas. Además, cada una de estas entidades puede tener implicaciones clínicas y terapéuticas distintas, por lo que es importante identificarlos, pero esto ya es objeto de otro tipo de trabajos.

Concluimos este manual esperando haber alcanzado nuestro objetivo principal, el cual no es otro que resultar de ayuda para saber cómo es un electrocardiograma normal y comprender sus fundamentos, de forma que, cuando nos encontremos ante alteraciones del mismo, seamos capaces, al menos, de identificarlas y razonar qué puede estar ocurriendo. Es obvio que nuestro trabajo se centra en los aspectos más básicos del ECG y sólo incluye la explicación de algunas de sus posibles anomalías, como el crecimiento de cavidades, que han sido seleccionadas, precisamente, porque contribuyen a reforzar los conceptos anteriores.

Confiamos en que, en adelante, el lector disponga de una base más sólida sobre la que ampliar sus conocimientos relativos a esta prueba complementaria tan importante. Vale.

CUESTIONARIO DE AUTOEVALUACIÓN

Antonio Jesús Sánchez Guirao
Raúl Ballester Sajardo

PREGUNTAS

Pregunta 1.- Los electrodos próximos a la *cabeza* del vector de despolarización celular generarán una onda:

A. Isodifásica.

B. Positiva.

C. Isoeléctrica.

D. Negativa.

Pregunta 2.- La repolarización ventricular se representa en el ECG mediante:

A. La onda P.

B. El complejo QRS.

C. El segmento ST-T.

D. La onda U.

Pregunta 3.- Señale la opción cierta:

A. Dos milímetros en el eje horizontal del ECG representan 0,08 segundos.

B. El electrodo de las extremidades identificado con el color rojo corresponde a la muñeca izquierda.

C. La velocidad normal del ECG es de 25 mm/segundo.

D. Las opciones A y C son ciertas.

Pregunta 4.- Señale la opción falsa de las siguientes asociaciones relativas a un ECG normal:

A. Onda T positiva en II.

B. Onda P negativa en V1 en el caso de un paciente obeso.

C. QRS con polaridad positiva en aVR.

D. Morfología rS en V2.

Pregunta 5.- Señale la opción correcta correspondiente a un ECG normal:

A. Onda P de 0,32 segundos.

B. Segmento PR de 0,16 segundos.

C. Eje cardíaco a +170°.

D. QRS de 0,16 segundos.

Pregunta 6.- El siguiente ECG pertenece a un varón de 41 años, cuyo padre falleció a los 55 años por un infarto de miocardio. ¿Cuál de las siguientes alteraciones podemos apreciar?

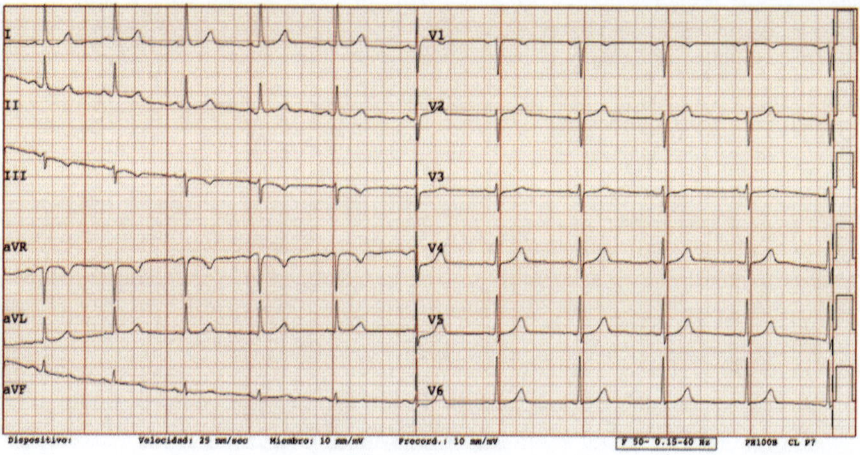

A. Ondas T picudas y simétricas en las derivaciones precordiales.

B. Onda P mitral.

C. Eje desviado en sentido horario

D. A pesar del enunciado, no se aprecia ninguna alteración.

Pregunta 7.- En el siguiente ECG podemos apreciar:

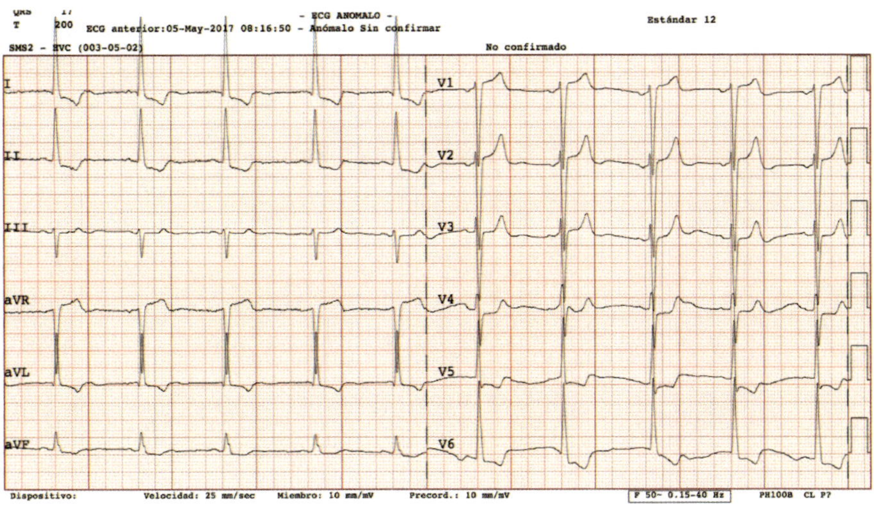

A. Eje cardíaco a +160°.

B. Bloqueo completo de rama derecha.

C. Hemibloqueo anterior izquierdo.

D. Patrón de sobrecarga sistólica del ventrículo izquierdo.

Pregunta 8.- Señale qué derivación precordial está correctamente colocada:

A. V7: quinto espacio intercostal izquierdo, en la línea axilar posterior.

B. V1: segundo espacio intercostal izquierdo.

C. V5: línea axilar anterior, a la altura de V2.

D. V6: línea axilar media, a la altura del quinto espacio intercostal derecho.

Pregunta 9.- El tiempo transcurrido entre el inicio del complejo QRS y el pico de la onda R se denomina:

A. Segmento PR.

B. Deflexión intrinsecoide.

C. Intervalo PP.

D. Onda Q.

Pregunta 10.- En el siguiente ECG el eje cardíaco se encuentra:

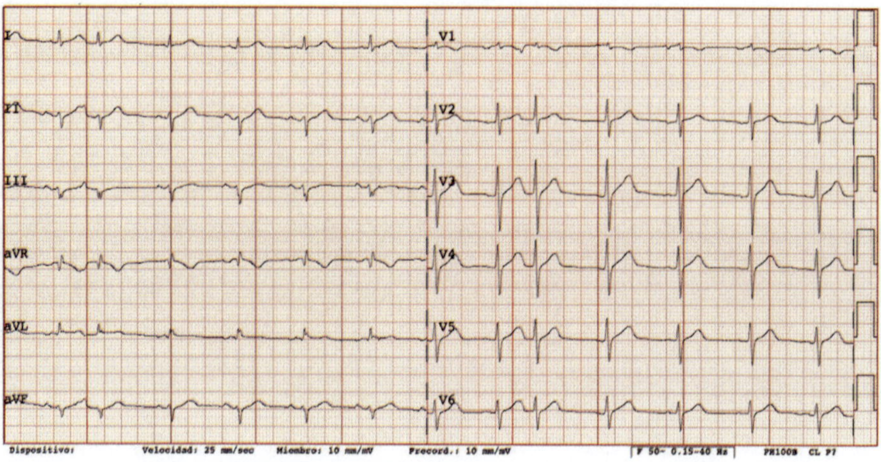

A. Se trata de un ÂQRS de +45°.

B. Desviado en sentido de las agujas del reloj.

C. Desviado en sentido contrario de las agujas del reloj.

D. Se trata de un eje verticalizado a +90°.

Pregunta 11.- Señale la relación anatómica correcta:

A. V1 y V2: cara lateral baja del ventrículo izquierdo.

B. II, III y aVF: cara inferior.

C. V5 y V6: septo interventricular.

D. V3 y V4: cara lateral alta del ventrículo izquierdo.

Pregunta 12.- ¿Cuál de las siguientes escalas o índices ayudan a valorar la hipertrofia ventricular derecha?

A. Índice de Sokolow-Lyon.

B. Escala de Romhilt-Estes.

C. Criterios de Cornell.

D. Ninguno de los anteriores.

Pregunta 13.- En el siguiente ECG de una chica de 14 años, podemos apreciar:

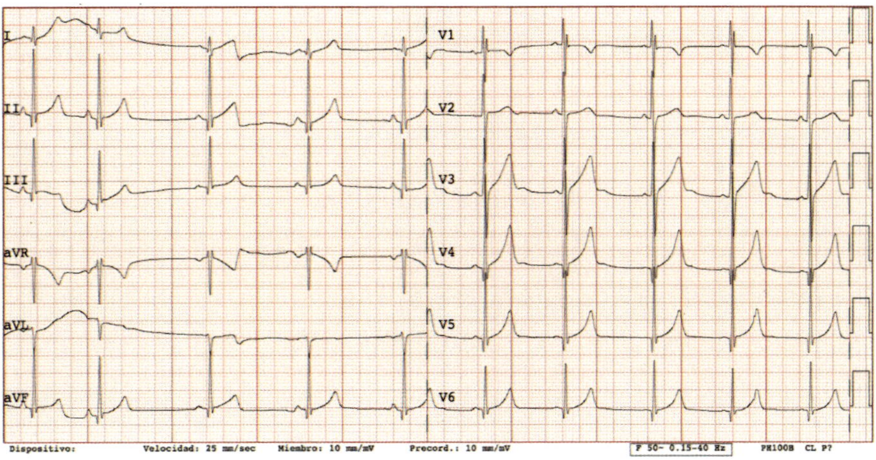

A. Ondas P pulmonares.

B. Un segmento PR alargado.

C. Un bloqueo incompleto de rama derecha.

D. Un patrón SIQIIITIII.

Pregunta 14.- ¿Cuál de los siguientes hallazgos es propio del hemibloqueo posterior izquierdo?

A. Una morfología qR en aVL.

B. Un eje cardíaco a -45°.

C. Una morfología QS en III.

D. Una morfología rS en I.

Pregunta 15.- En el bloqueo de rama izquierda, encontraremos los siguientes hallazgos excepto:

A. Ondas T negativas y descenso del ST en V1 y V2.

B. Desaparición de la onda Q en I, II, V5 y V6.

C. Onda S profunda y ancha en derivaciones derechas.

D. Una gran onda R en derivaciones izquierdas.

RESPUESTAS

Pregunta 1.- B.

Pregunta 2.- C.

Pregunta 3.- D.

Pregunta 4.- C.

Pregunta 5.- B.

Pregunta 6.- D.

Pregunta 7.- D.

Pregunta 8.- A.

Pregunta 9.- B.

Pregunta 10.- C.

Pregunta 11.- B.

Pregunta 12.- D.

Pregunta 13.- C.

Pregunta 14.- D.

Pregunta 15.- A.

BIBLIOGRAFÍA

BAYÉS DE LUNA A. Clinical Electrocardiography. Oxford: Wiley-Blackwell; 2012.

CASTELLANO REYES C, PÉREZ DE JUAN MA, ATTIE F. Electrocardiografía Clínica. 2.ª ed. Madrid: Mosby-Doyma; 2004.

DUBIN D. Dubin: interpretación del ECG. Cover Pub: 2010.

DUNCAN G. Guía de bolsillo del ECG. Madrid: McGraw-Hill. Interamericana; 2007.

GARCÍA BOLAO I. Introducción a la Electrocardiografía Clínica. Barcelona: Ariel Ciencias Médicas; 2002.

GOMEZ PORTELA, JG. Manual de Electrocardiografía. Murcia: Sociedad Murciana de Medicina Familiar y Comunitaria (SMUMFYC); 2000.

GONZÁLEZ JUANATEY JR. Tutorial de electrocardiograma. Complejo Hospitalario Universitario de Santiago de Compostela.

GRAUER K. ECG de 12 derivaciones. Una Guía de Bolsillo para la interpretación fácil. Madrid: Momento Médico Iberoamericana; 2003.

GRAUPNER ABAD C. Introducción a la electrocardiografía clínica: conceptos básicos. Interpretación del electrocardiograma. Formación Daiichi-Sankyo; 2017.

GUY D. Guía de bolsillo de la ECG. Madrid: McGraw-Hill Interamericana; 2007.

HAMPTON JR. El ECG en la Práctica. Madrid: Elsevier; 2007.

JIMÉNEZ HERNÁNDEZ RM. Crecimiento de cavidades: patrones de hipertrofia y sobrecarga. Interpretación del electrocardiograma. Formación Daiichi-Sankyo; 2017.

MARTÍNEZ SANTOS P. Bloqueos de conducción intraventricular. Interpretación del electrocardiograma. Formación Daiichi-Sankyo; 2017.

MARRIOTT HENRY JL. Electrocardiografía. Madrid: Marbán; 2002.

MORENO GÓMEZ R, GARCÍA FERNÁNDEZ MA. Electrocardiografía Básica. Cómo leer electrocardiogramas. Madrid: McGraw-Hill Interamericana; 1999.

MY EKG. La web del electrocardiograma. En: www.my-ekg.com

732-777.2588 accolab

96860919R00046

Made in the USA
Columbia, SC
03 June 2018